知是 | 回归常识 重新想象
ZHISHI   COMMEN SENSE & IMAGINATION

你是你吃出来的

夏萌 著

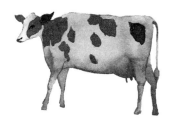

江西科学技术出版社

目录 Contents

PART 02　不生病的奥秘——
七大营养素平衡·029

PART 04 # 我们到底应该怎么吃·176

序言／
Preface

我认识夏萌老师十多年了。在我记忆深处，她是一位学习能力超强的医生。

当初她为了治好自己的病，走进了营养师课堂学习营养学，接着又参加了健康管理学习，更专程参加了金牌健康讲师特训，继而走出医院，走进社区，走上讲台。这些年，她经常挂在嘴边的一句话就是："患者是最好的老师，我们是并肩战斗的战友，共同面对疾病，共同抗击病魔。我特别感谢我的患者朋友们。"

从生病到康复，夏萌老师虚心学习和请教各路大咖，查阅各种文献资料，孜孜不倦。十多年来，她从未间断学习，先后去美国、加拿大、日本、韩国等国考察，学习先进的营养健康理念与技术。在此期间，她更是成为安贞医院首任临床营养科主任，经历了创立新科室的不易，每天与团队一起探讨营养知识，与不同科室临床医生一起解决各种疾病问题，积累的病例越来越丰富，解决方案越来越成熟有效，成功的案例也越来越多。

她反复实践、敢于创新，翻阅古今中外大量营养健康专著，结合十多年来十多万患者的案例，举办了上千场讲座，为百万名听众科普讲课，帮助更多的患者找到新的康复之路，总结出一套西医与营养学结合治疗疾病的新方法。

《你是你吃出来的》这本书适逢其时。习近平同志在第二届全国卫生与健康大会上发表重要讲话：没有全民健康，就没有全面小康。要把人民健康放在优先发展的战略地位……随着《"健康中国 2030"规划纲要》的推进，居民健康素养水平要提高到 30%，重大慢性疾病过早死亡率要比 2015 年降低 30%，人均预期寿命提高到 79 岁。因此，健康已经成为全国人民的头等大事。

夏萌老师这本书不同于市面上常见的普通大众营养书——它是一部临床营养实践方面的经验总结，针对的是慢病患者、亚健康人群的营养问题。她在书中不仅分析了各种常见慢病的致病原因，更从临床医学角度提出了营养调理思路和解决方案。十年磨一剑，选自十万患者的经典案例分享值得一看。每一位读者都能从活生生的典型案例中找到自己的影子，这也是夏萌老师做电视节目和开专家讲座的一贯风格与特点——让枯燥的医学知识因生动的案例而变得通俗易懂，便于操作。

本书不仅是夏萌老师十年磨一剑实践经验的总结，更是中国健康管理服务落地方案十年探索的结晶。本书从人为什么会生病、不生病的奥秘（七大营养素的平衡）、中国人最应该参照的饮食标准以及中国人吃饭的误区等方面，以现代健康管理理论与营养方法为指导，结合临床治疗方案，系统全面、深入浅出地向读者奉献出一道实践性和操作性极强而且易于消化吸收的知识营养大餐，可谓是健康科普和临床营养结合的心血力作。

按照夏萌老师所述，认真做到"食饮有节，起居有常，不妄作劳"，就能"形与神俱，而尽终其天年，度百岁乃去"。愿天下人都健康起来，轻松活到 100 岁！

中国保健协会副秘书长

北京世健联健商医学研究院院长 魏跃

2017 年 4 月 2 日

前言

01

成为一名临床营养医生，对我来说，纯属偶然。

1983年从医学院毕业后，我进入天坛医院神经内科工作。13年后，因为路途太远加上体力不支，我调到了离家较近的安贞医院，依然从事神经内科工作，每天按部就班地上班下班，写病历、开处方、查房、与患者沟通、关注患者的预后……尽管工作繁忙，常常感到精疲力竭，但做的是我喜欢的神经内科，每天都是快乐而又自信的。

本以为这样的生活会一直持续下去，没想到2000年冬天，一切都变了。

在一次感冒持续半个月之后，我发现自己血尿了。以前感冒发烧一直都是绕着我走，可从那次开始，别人感冒我发烧，一发烧就血尿。

为了搞清楚病因，我做了肾穿，病理结果显示：35个肾小球有7个是硬化的。肾内科大夫说：这叫隐匿性肾炎，目前肾功能还可以，但是除了好好休息外，没有更好的治疗方法。别感冒，别太累，估计10年不会有大事。

10年？难道10年之后我就要走上透析的道路吗？我才刚刚40岁出头啊！

西医没办法，我把希望转向中医，找到最擅长治疗肾脏疾病方面的中医大夫，吃了一年中药，煮坏了5个中药罐子，但是尿蛋白一直保持2～3个＋，尿潜血一直是3个＋。人变得越来越虚弱，走路走不快，上楼上不动。神经内科门诊和病房的工作已不能胜任，只能勉强一周出三次专家门诊。

祸不单行，接下来的身体检查又发现我血脂高、血压高，还有脂肪肝。

肾内科大夫建议我吃ACEI类降压药[1]，结果吃了才知道，这种药会带来嗓子痒、干咳不止的不良反应；为了降血脂，我又开始服用他汀类降脂药，最终浑身肌肉疼痛不已的副作用让我不得不停药。

一连串的打击让我终于明白什么叫作没有健康就没有一切，明白了医生和药物不能解决的问题太多太多，当前的医学对疾病的了解还远远不够。

02

当我灰心丧气、走投无路的时候，一个偶然的契机给我的身体带来了转机。2004年夏天，一位好朋友在报纸上看到我们医院附近有一个营养学习班，劝我去学学，说也许对我

[1] ACEI类降压药：血管紧张素转化酶抑制剂(ACEI)，是一种抑制血管紧张素转化酶活性的化合物。

的身体恢复有帮助。我半信半疑，去了。

刚开始，我以为我们医生学习营养学应该会很容易，毕竟读医学院的时候学过一点儿营养基础知识，再说我在病房还给患者下过鼻饲管、开过营养液，有时还给患者开静脉点滴脂肪乳、氨基酸，多少也和营养学沾点儿边，怎么说也算是有基础知识和临床经验的半专业人士。但是真正学起营养学来，我发现自己根本听不懂，所有的内容都似曾相识，可就是联想不起来，更谈不上说出来。

我靠死记硬背终于考试过了关。带着对营养学知识的一知半解，围绕自己的肾病，我把当时所有能找到的营养学书籍都看遍了。抱着试试看的态度，我开始在自己身上做试验，每天认真地吃三顿饭，认真补充胡萝卜素、维生素E、维生素C和矿物质等保健品。

万万没想到，经过3个月的营养调整，尿蛋白消失了！潜血变成了1个＋！又过了一段时间，潜血也消失了。

这简直太不可思议了！

想一想，我自己身为一个医生，医学方面的知识、人脉、资源比起一般人要多多了，虽全力以赴治疗了三年多，却西医、中医都无效，可用营养学的方法居然3个月就康复了！如果不是亲身经历，我一定会认为是天方夜谭，难听一点叫胡说八道。

我不禁问自己，为什么这个奇迹会发生？营养素到底在我体内起了什么作用？肾炎的种类很多，我的疾病的治愈是运气使然还是有什么规律可循？

继续翻书、上网查资料、看营养研究方面的视频，那段时间我几乎把所有精力都放在了学习营养学上。半年后，我慢慢地觉悟了，有种破茧成蝶的感觉。营养素好像在我眼前跳舞，个个都有着丰富的表情。我对营养学知识的应用变得得心应手，身体也越来越好，从此不再请病假，门诊、病房所有的工作量我都能与别人一样完成。不仅如此，我撤掉了降压药，血压、血脂、血糖完全恢复正常，脂肪肝也消失了。

03

恢复健康以后，我给患者看病的思路也和以前不一样了：不再只是给患者做检查和开药，还更关注疾病的源头。每一次我都会向患者询问他们的生活方式，尤其平时怎么吃饭是我必问的内容。作为一名临床医生，我开始尝试按照看病的思路理解营养学和应用营养学知识，将疾病临床传统思路和临床营养学思路结合起来进行诊疗。

2005—2014年底，由此判断整整10年，我用这种西医与营养学结合诊疗的方式诊治了约十万名患者，包括患有脑卒中、糖尿病、高血压、帕金森病、老年痴呆症、癫痫，以及伴有冠心病、肾病的患者，还有一些重症患者。这些病例为我提供了非常重要的第一手资料，也为我运用这种综合方式进行诊疗增添了不少底气和信心。

2009 年，卫生部下发文件，要求全国三甲医院必须成立临床营养科，并且要求科主任必须是副主任医师以上的临床医生。我毛遂自荐，成为一名营养科医生，在我们医院组建了临床营养科。在我们科室里，营养科医生、营养师和营养科护士各司其职、相互配合，每天在一起工作、学习、讨论病例，与不同科室临床医生一起解决问题。

营养科医生和营养师有什么不同呢？或者说，临床营养科主任为什么要强调有临床背景呢？

因为临床医生要在医学院校学习五年临床基础知识，工作后几乎天天都要与患者打交道，用最短的时间去收集病史、判断疾病、鉴别诊断、开出处方，凭借严格的临床工作能力训练和临床上的摸爬滚打养成标准的临床思维模式。对临床医生来说，患者的病史、既往史，化验的变化，辅助检查的改变，每一样都很重要，由此判断哪项治疗方案影响了病程的走向，分析化验及辅助检查的变化原因。临床医生不但看重结果，更关心是否有循证医学证据。

临床营养科要用营养学来解决临床问题，而不是仅仅只做配餐工作，因此必须具备临床诊疗思路，才能够面对临床上可能出现的各种状况。

对来营养科就诊的每个患者，我都要仔细询问他的生活习惯。随着临床上积累的病例越来越多，慢慢地，我意识到自己罹患肾病、随后好转的过程并不是偶然发生的。不同患者的致病原因有非常多的共通之处，问题最为集中的是饮食习惯不良。

我一次一次地问，一遍一遍地辅导，患者们通过实践后告诉我：效果棒极了！

例如，大家熟悉的高血压。

高血压患者大多最爱的食物有两种：面条和咸菜。当我让他们把面条和咸菜都戒掉之后，血压开始明显下降。为什么叫作"戒掉"？因为患者对这类食物像成瘾一样不愿意舍弃，我每次都要费很大工夫向患者解释。好在患者每个月都要取药，复诊时我会再次强调这项医嘱。慢慢地，患者血压开始往下走，降压药也逐渐减少，多数患者能从原来的每天吃 3 种药减到一天吃 1 种药，感觉越来越舒服。我甚至不得不让一些患者把降压药完全停掉，为什么？因为血压太正常了，哪怕吃半片降压药，患者的血压都显示有点偏低。

再如糖尿病。

我发现很多糖尿病患者太喜欢喝粥、吃米和面了，满脑子都是"没有主食就不叫吃饭"。我让患者把粥戒掉，教患者吃饭怎样吃得杂、吃得健康。患者们用一次又一次的化验结果告诉我，饮食调整确实有效，血糖平稳下降，降糖药也在逐渐减少。

还有现在日渐高发的帕金森病。

帕金森病是神经系统变性疾病。西医对帕金森病的传统治疗是最为无奈的，除了几种常用药以外没有其他办法。患者在这几种西药中换来换去，剂量越来越大，行动却越来越困难。几十年来，我们神经内科的大夫对这种情况已经司空见惯，因为全世界对帕金森病的治疗方法都一样，一直没有什么突破。但是近十年来，我把临床营养学带入到患者的治疗过程中，经过观察证实，依从性好的患者一旦按照我说的办法去做，吃好三顿饭，用食物给大脑补充营养，病情大多都十分稳定，有的患者甚至患病十年都可以做到不增加药量，生活能力和身体状态不走下坡路。

04

对医生来讲，患者是最好的老师，我特别感谢我的患者们。

　　有时候我也会遇到解释不了的问题，就去看书、找资料，在患者复诊时再把新的营养知识传授给他们。他们会毫无保留地信任我，告诉我他们自己的问题、感受，按时去做检查和化验，又会按照新的营养方案去调整。在治病这条路上，我和患者更像并肩战斗的战友，共同面对疾病，一起摸着石头过河。看到患者的面色好转，精神变好，化验单上那上上下下的箭头一个一个在消失，说明他们身体里的细胞在修复，代谢在改变，我越来越坚信除了药物以外，还有营养治疗这条路可以把患者从泥潭中拉出来。

　　记得有一位 51 岁的患者，因为主动脉夹层[1]在我们医院做手术。手术做得很成功，但是患者的状况却越来越不好，先后发烧、肺部感染、无尿，在 ICU 里迟迟出不来。

　　心外科医生找到我去会诊的时候，患者已经在 ICU 住了20 天，昏迷，气管被切开，胸骨前面切开的伤口还没有愈合。由于无尿，已经上了透析机。

　　我扒开患者的眼睛：患者的双眼巩膜黄染，肝功问题严重。

　　一抽患者的胃管，抽出很多胃液，说明胃已经不能蠕动。

　　更可怕的是，患者血压已经下降，用了两种升压药，血压才勉强维持正常。

[1]主动脉夹层：动脉内膜局部撕裂、剥离，在动脉内形成真假两腔。

几十年的临床经验告诉我，这个患者危在旦夕，如果最后这一招升压药再不管用，就没救了。

这种情况，我在神经内科的时候常常遇到。那时我和大多数医生一样，把可以想到的方法都用遍后，唯一能做的就是一遍一遍地下病危通知。

但现在的我认为，这一刻还可以有所作为——给生命最基本的营养支持。

在给方案之前，我们除了要仔细了解治疗过程以外，还要了解患者平时的习惯。一问患者家属，他夫人告诉我：他吃素，从来不吸烟，不饮酒，每天都运动。

我明白了，他由于长年缺乏蛋白质，导致大血管变得很脆弱，手术前已经营养不良，经过大手术的打击，体内营养储备已被全部掏空。

于是，我立即在会诊单上写了静脉里给什么、鼻饲里给什么，出发点全是如何把患者身体需要的能量和营养素尽快补上去。

按照这样的方式治疗了3天后，主治医生告诉我，血压不用升压药也能稳定住了。这是第一步，成功了！

接下来，我要让肾脏工作，于是照着这个方向调整了一下方案。

按照新方案治疗了3天，患者开始有尿，之后是多尿期，再后来，完全可以正常排尿。

两周之后，患者已经可以坐在病床上吃饭。

四周之后，患者出院。

出院后，患者家属一直向我咨询怎样调养身体。根据我给出的方案调养 6 个月后，患者已经可以上班。

大家听完这个病例，是不是觉得很神奇？

其实在重症抢救方面，营养支持已经成为最基本的治疗手段。经济发达国家医院里的 ICU 工作人员中必定有营养科医生，咱们国家一些大医院的抢救室里也已经有了营养科医生的身影。临床营养学能够发挥的作用完全超出大众一般认为的食品营养和大众营养范畴。

05

不仅如此，临床营养在慢病防治方面也能起到非常重要的作用。

我曾是神经内科医生，又是在以心血管疾病专业著称的安贞医院工作，所以有机会见到大量心脑血管病患者，他们中很多伴有高血压或糖尿病。在学习营养学之前，我只会用药物去帮助患者，但是，现在不同了。

曾经有一个 46 岁的患者，体检时发现血糖高，查了两次都是 16 毫摩尔 / 升，医生让他服用两种降糖药来缓解。他自己也开始注意生活方式的管理，每天运动，控制喝酒。一周之后，他的血糖逐渐降到了 8 毫摩尔 / 升。经人介绍，他来到我的门诊咨询平时吃饭需要注意什么。我询问病情后，第一感觉是他要发生低血糖了，因为这一周血糖降得太快了。药物在一周后达到平衡浓度，所以他的血糖很有可能还会往下走，而且现在我若不对他的饮食进行调整，血糖下降的速度还会加快。

我给他做了饮食调查，发现他平时会吃很多米和面，尤其爱吃面条，每天晚上如果不吃面条就很担心夜里会饿醒。

大家可能不知道，面条这种食物，吸收得太快，很容易升血糖，也很容易饿。他选了面条做晚餐，除了痛快痛快嘴外，百害而无一利。我让他把晚饭的面条换成一根老玉米，平时多吃些瘦肉，每天必须喝牛奶。我一说增加肉类，这个患者的眼睛瞪得老大，惊讶地说："我都糖尿病了，还能吃肉吗？"

当然可以吃，混合性食物中如果有肉类，会降低餐后血糖的上升速度。

我详细给他解释了其中的原因后，他表示接受，决定按照我说的方法进行调整。

临出门前我又叮嘱他一件事："你现在必须停掉一种药，每天测血糖，如果血糖正常了，一定要把另外一种药也停了。"

他很疑惑："不是吃了降糖药就不能停了吗？"

我耐心地解释："因为你已经开始运动，并且控制了饮酒，现在又开始从饮食上努力调整，这些都是降血糖的有效方法，此时如果加上药物降血糖的力量，很容易出现低血糖的症状，轻则昏迷，重则死亡。"

后来这个患者靠营养和运动相结合的方法，真的把两种降糖药全部停掉了，到现在已经四年了，血糖一直正常，腰部的游泳圈没有了，人也变得很干练。

所谓慢病，就是慢慢养成的病，康复起来也需要慢慢调整。这些能够康复的患者不过是把人人都能听懂的道理落到实处，做到了大多数人做不到的坚持。

06

十多年来，我把学来的营养知识教给我的患者，发现那些经过调理的患者药吃得越来越少，身体越来越好，真正体会到咱们老祖宗常说的"食物是最好的药物"，也真正明白了"健康掌握在自己手中"这句大俗话所言不虚。

我看病时，习惯一边用西医的方法治疗，一边为患者做生活方式管理，受到很多患者的欢迎。他们中很多人还会介绍亲朋好友来找我看病，我的专家门诊患者也因此越来越多。我常常想，在诊室里我能够帮助的患者是有限的，如果能够走出诊室做科普，让知识传播得更远，也许能够帮助更多人防患于未然，帮助更多患者找到新的康复之路。

抱着让更多人保持健康、从营养学中受益的初衷，这些年我到处讲课、写科普文章，在电视节目上讲解临床营养学的魅力。现在我写出这本书，把自己多年的心得体会写出来，与大家分享。

如果说这本书与其他营养书有什么不同，可以总结为以下几点：

第一，这本书不是讲食品营养，也不属于大众营养，而是一本临床营养学实践方面的经验分享，针对的是慢病患者、亚健康人群的营养问题，分析原因，从临床医学角度提出营养调理思路和方案。

第二，分享真实的典型病例，从常见误区以及常见疾病入手，让枯燥的医学知识因生动的案例变得通俗易懂。相信很多读者看完都会忍不住对号入座，觉得"这说的不就是我吗""原来只需要这样做"。

第三，书里没有具体的食谱，而是告诉大家怎样吃才对，给大家健康饮食的原则和标准，帮助大家举一反三。

感谢17年前的那场病，让我改变思路，从一个纯西医大夫成长为一个营养科医生；也感谢每一位信任我的患者，正是他们的亲身实践颠覆了我的传统治疗思维，让我在专业上能够不断成长；更感谢安贞医院给我临床营养科这个平台，让我锻炼提高，并在临床营养学这条路上越走越远。

医生如果学会了营养学，将如虎添翼；普通人如果学会了营养学，将受益终身。

愿我在本书中写到的这些深切体会，能抛砖引玉，帮助你我他，幸福千万家。

夏萌

2017 年 5 月 5 日

PART 01

慢病时代——
饮食革命带来防治新契机

我们活在快餐当道的世界，身体却困在了石器时代

　　国际上有个标准，寿命等于成熟期的 5 ~ 7 倍者为长寿。按照这个说法，长寿之人应该能活到 100 ~ 175 岁。可是到目前为止，全世界还没有任何一个国家的人均寿命能够达到或接近这个标准。

　　2015 年 5 月，世界卫生组织（WHO）发布了《世界卫生统计报告（2015）》。报告指出，从总体上看，截至 2013 年，全世界人口的寿命都较以往有所增加。中国在此次报告中的人均寿命为：女性 77 岁，男性 74 岁。咱们的邻居

日本，人均寿命在全世界排名第一，国民平均寿命为 84 岁。

有人可能说：日本人吃鱼多，所以长寿。那吃肉、吃油、吃加工食品特别多的美国人呢？该报告上显示美国女性的平均寿命为 81 岁，男性为 76 岁，依然超过了我们。

为什么我国的人均寿命落后于其他国家那么多呢？

过去，影响中国人均寿命的因素主要是饥饿、战争，还有各种感染。另外，产妇死亡、婴幼儿夭折等也是影响平均寿命的因素之一。随着国民经济的发展和科技的进步，现在人们的温饱不成问题，妇幼保健也非常成熟。在经济不断发展的和平年代，一个人如果没有致命的外伤，没有严重的感染，也没有接触过像 SARS 病毒、埃博拉病毒这样感染性很强的病毒，为什么还是不能终其天年呢？

我问过许多人这样的问题："你觉得自己能活多久？"

大多数人回答得含含糊糊："80 多岁吧。"

再问："为什么不能超过 100 岁？"

很多人会说："说不清，我看周围的人都这样。"

那到底是为什么呢？

疾病的本质：细胞损伤速度超过修复速度

我们知道，人体是由细胞组成的。一般情况下，当细胞死亡数达到总量的 20% 时，人就会死亡。

在没有外界干扰的情况下，细胞的生命周期基本固定。比如血管的内皮细胞 1 天就会死亡；胃黏膜细胞 3 ~ 5 天更替一次；肺表面的细胞寿命是 2 ~ 3 周；皮肤最外面的角质层细胞 28 天左右就要换新；肝细胞能存活 150 天左右；心脏细胞更新速度要慢很多，大约需要 20 年；而大脑细胞一生一世不再更新。

所以，人的一生中，体内大部分细胞都在不断更新，通过再生来修复损伤，这一生就是一个细胞不断自我修复的过程。而生病的本质，就是细胞损伤的速度超过了细胞修复的速度。

去除遗传（如染色体或基因异常导致的疾病）、外因（如来自他人疾病的传染或者车祸、灼烧等造成的外伤）等先天和不可抗因素，在我们平时的生活中，究竟是哪些因素造成细胞损伤，又是哪些因素影响了细胞修复呢？

答案就是不健康的心理或者不合理的饮食、运动、睡眠等生活方式。

我们最常见的冠心病、高血压、糖尿病、肿瘤、抑郁症、气管炎、哮喘、慢性肾病等疾病，都是由不恰当的生活方式引起的，医学工作者将这些疾病统一归类为慢性非传染性疾病，简称"慢病"。

治疗慢病的医疗花费大，死亡率、残疾率高，比车祸、战争造成的死亡和残疾人数要多得多。据统计，中国每 5 人中就有 1 人确诊为慢病患者，慢病导致的死亡人数占中国总死亡人数的 85%。

多年来，很多国家都在想尽办法阻止慢病的发展，其中最主流的方式就是对抗疗法——血压高了用降压药，血糖高了用降糖药，肿瘤长出来了切除，哮喘用抗哮喘药，等等。结果呢？钱花了，罪受了，人还是走了。得慢病的人越来越多，无法预防；慢病患者的病越来越严重，无法治愈。这些，究竟是为什么?

因为治疗方向错了——这种对抗疗法以前是用来针对外来因素给人体造成的疾病。例如外伤、病毒感染导致的疾病,常采用止血、抗炎、抢救和预防接种等方式,但并不适用于慢病。慢病是行为方式错误造成的,矫正错误行为才是根本。

当一个人长时间坐在电脑前的时候,一根又一根抽着烟感觉自己像活神仙的时候,无限制追求美味而乐此不疲的时候,熬夜加班加点创造人生辉煌的时候,健康状态正在一点点偏离正常轨道。此时会出现一些我们常说的亚健康状态,正是身体向我们发出的求救信号,如易疲劳、疼痛、过敏、咳嗽、便秘、腹泻、血压增高、血糖上升……这时候应该纠正错误的生活方式,把造成问题的原因解决掉,规律作息,增加运动,戒烟戒酒,等等。但大多数人的选择却是吃药,把症状压下去,咳嗽用止咳药,便秘用泻药,血压高吃降压药,血糖高拿着胰岛素针一次次扎向自己的身体……

心脏搭桥、血管里放支架、溶栓、切除肿瘤……这些快刀斩乱麻的方式其实都是无奈之举,属于临时抱佛脚,而许多人却觉得这就是获得健康的终南捷径,甚至跑遍全世界去寻找保健品或者各种民间秘方,指望着用某种灵丹妙药来摆脱痛苦。结果呢?并没有得偿所愿,疾病和痛苦依旧,寿命也没有延长多少。其实真正的"灵丹妙药"就在我们身边、我们手中,可很多人都选择视而不见。

追根究底,慢病源于各种不平衡,比如缺乏睡眠、长期吸烟、大量饮酒、不运动或者运动过量、饮食不平衡、压力太大，等等。这种不平衡加速度越快，累加种类越多，得慢病的可能性就越大，而且患病年龄大大提前。

睡眠、运动、吸烟、饮酒等都属于生活方式，为什么我在这本书里偏偏要把饮食单独提出来作为重点讲呢？

因为在细胞损伤和修复的博弈过程中，能给细胞修复提供原料的只有饮食。

就如同一个天平，左边有五个砝码——睡眠、运动、吸烟、饮酒、心态，右边只有一个砝码——饮食，左边的错误累加都会要求右边砝码加重。左边是损伤和消耗，右边是修补损伤和补充消耗，左边每一项的不正确都是对右边饮食营养补充的挑战。

人体细胞的自我修复能力取决于两个主要因素，一个是与生俱来的细胞生命周期，另一个是后天的营养状况，即先天因素和后天因素。先天因素（细胞固有的更新周期）决定了修复速度，后天因素（营养状态）决定了修复质量。

当细胞修复速度低于损伤的速度，病情会加重。比如一个人患高血压，一直吃同一种药，最近突然血压升高明显，并且血糖也开始升高，还出现头晕等症状，说明他身体细胞近来的修复速度低于损伤的速度。

当细胞修复速度等于损伤的速度，病情会常年拉锯，表现为病情平稳，但总也缠绵不去。例如，一个人患糖尿病几十年，一直吃二甲双胍[1]，剂量不

---

[1]二甲双胍（guā）：为双胍类口服降血糖药。

增加，血糖依然能保持基本稳定。

当细胞损伤速度降低，增加了修复原料，也就是营养方向正确了，并且长期坚持下来，疾病就会向好的方向发展，甚至有可能痊愈。比如一个人戒烟了，对呼吸道的损伤减小，再对症补充些营养，这个人的慢性支气管炎就会好转。

从这个层面讲，我们可以得出如下结论——疾病的发展，就是细胞损伤和细胞修复之间的博弈。

慢病患病时间较长，这实际上给了我们修复自己细胞的机会，也就是说我们可以有时间找出细胞损伤的原因，去除损伤因素，再加上有针对性地补充细胞修复成分，身体就会越来越健康。换句话说，慢病是可以预防和治愈的。当然这里有一个前提，就是细胞损伤程度还不到无可挽回的情况下。有些严重损伤是无法再修复的，比如肾功能衰竭、已经心肌梗死的组织、脑血栓之后坏死的脑组织等。

修复细胞损伤的唯一原料：食物中的营养素

有人说上帝造人，但是我要说：食物造就人。

因为对人体来说，除了"吃"是摄入，其余种种活动都是消耗输出，比如运动、思考、熬夜，等等。

那吃什么？怎么吃呢？

我们常说，不能偏食，要注意搭配。每一种食物都含有自己独特的营养素，但不全面。只有通过进食多种食物，适当搭配，平衡膳食，才能让身体获得所需的全部营养。这些营养，从临床医学角度准确地描述，叫作七大营养素，包括：

• 碳水化合物（又称为糖类，包括葡萄糖、果糖、麦芽糖、淀粉等）

• 蛋白质（分为必需氨基酸和非必需氨基酸）

• 脂类（分为脂肪和类脂。脂肪又叫甘油三酯，分为必需脂肪酸和非必需脂肪酸；类脂包括磷脂、胆固醇、胆固醇脂、糖脂）

• 维生素（分为脂溶性维生素和水溶性维生素）

• 矿物质（分为常量元素和微量元素）

• 膳食纤维（分为可溶性膳食纤维和不可溶性膳食纤维）

• 水

准确地说，平衡膳食是指选择的食物能满足成人和儿童对能量及各种营养素的需求。

这里的需求是指人每一天的输出，包括：为细胞新陈代谢提供能量，为新生细胞更新提供结构原料，为人体新陈代谢提供媒介，维持肠道细菌均衡，等等。这些都要消耗各种营养素，比如维生素、蛋白质、脂肪等。

搞清楚消耗量，以此作为每一天摄入食物的标准，并且坚持完成自己应该达到的营养平衡，这个人就是健康的。

那人体每天都消耗了哪些营养素呢？

一个人如果躺着不动，室温保持在 20℃ ~ 25℃，测出来的能量消耗称为基础代谢。一般来讲，男性为 1400 千卡 / 天左右，女性在 1300 千卡 / 天左右。除此之外，人体消耗主要包括以下几个方面：

第一，运动方面。运动量大家都不一样，经常运动的人和体力劳动者消耗的碳水化合物要更多一些。

第二，心理方面。大脑消耗的营养素与肌肉消耗的营养素不一样，用脑越多越需要多补充蛋白质、维生素、矿物质，还有脂类中的胆固醇、磷脂和大家都很关注的 DHA[1] 和 EPA[2]。

第三，熬夜。消耗的营养素会更多，如维生素 A、维生素 B 族、磷脂和蛋白质等。

第四，吸烟。需要更多的抗氧化剂来对抗尼古丁等毒素对人体的伤害。

第五，喝酒。伤肝，需要更多的营养素来修复肝脏细胞，如维生素 B 族和蛋白质。

营养要做到"量出为入"，吃进去的食物里所含的营养素如果等于以上这几项的消耗，基本就平衡了。

这么看起来，是不是很复杂？这么复杂的问题，有通用的食谱可以解决吗？当然没有，必须因人而异。身高不同，性别不同，所处环境不同，能量输出的多少必然会有所差异。这么细微的差别，只有自己最清楚，所以为了健康，每个人都要掌握一点儿营养学知识。

比如，我们现在都提倡低盐，要求每天吃盐不要超过 6 克。但是，在南方潮湿闷热的地区，尤其是夏天，就不能要求一定要低于 6 克了。

---

[1] DHA：俗称脑黄金，是一种对人体非常重要的不饱和脂肪酸，属于 ω-3 不饱和脂肪酸家族中的重要成员。

[2] EPA：又称血管清道夫，是鱼油的主要成分，是人体必需的几种 ω-3 脂肪酸之一。

有一次，我去福建的一个医院讲课，讲到要根据一个人的消耗量来决定这个人的摄入量时，我说，要因人、因地而异，出汗多的地区可以喝汤、吃米线或者面条，甚至可以吃点咸菜，但是北方人以及整天在空调房间里工作不出汗的人就一定要减少盐的摄入。

课后，医生和护士们告诉我："终于明白我们医院的急诊室为什么会来很多低钠血症的老年患者了。"就是因为福建地区潮湿闷热，人们本来就出汗多，再加上许多老年人不习惯家里开空调，而且每天出去运动，随汗液流失的钠盐就多。老年人又讲究要吃少盐清淡的食物，如果不注意及时补充钠盐，人们很容易在大汗后出现低钠血症。

所以不是一个食谱就可以覆盖全国，也不是一个营养配方就可以包治百病。

藏在饮食中的七大营养素如何修复细胞损伤

如果我们把细胞比喻成一个工厂的车间，细胞膜就相当于车间的外墙、窗户和门，细胞器相当于车间里的机器，细胞核里的 DNA 相当于车间总指挥，细胞质则相当于车间中流动的空气。让我们来看一下，它们用到了哪些营养素：

如果把一个人身上所有细胞的膜收集起来进行检测，我们会发现里面实际上主要是三种成分：蛋白质、磷脂、胆固醇。磷脂所占的比例较高，占50% ~ 70%，胆固醇占 30% 左右，蛋白质占 20% 左右。还有一点糖类物质，如糖蛋白或糖脂，占膜重的 2% ~ 10%。

除了水分子，许多营养素是不能随意出入的。细胞膜上的蛋白质根据DNA的指示决定对哪些营养素实行开放政策，这些被批准的营养素一定是有助于修复细胞结构或者细胞代谢的营养成分，比如氨基酸、葡萄糖、钾、钙、磷等，转运多少则要看细胞需要多少。

细胞核里有DNA，是细胞的司令部，记载着所有细胞应该执行的程序。细胞核的膜叫核膜，和上面说的细胞膜结构一样，由磷脂、蛋白质、胆固醇等成分组成。这个膜上有很多孔，细胞质中的营养物质可以通过核孔进入细胞核里。核膜上有大量的多种酶，可进行各种生命活动。

细胞里的细胞器之一内质网，具有承担细胞内物质合成和运输的作用。比如合成蛋白质、参与激素的合成与运输，等等。

还有一个叫作高尔基体，它的主要功能是将内质网合成的蛋白质进行加工、对比、分类、包装，然后分门别类地送到细胞特定的部位或分泌到细胞外。

这两个重要的细胞器也都是膜结构，里面有大量的酶和蛋白质。

所有的细胞工作都需要能量。负责产生能量的线粒体很像工厂的大锅炉，这个大锅炉里一般情况下燃烧的是葡萄糖（碳水化合物中的一种）。当葡萄糖不足时燃烧脂肪，蛋白质不能直接被燃烧，要在肝脏中转化成葡萄糖以后才能成为能量。

人体细胞每天都要更新，这个由细胞核里的DNA负责控制的新生细胞诞生程序与生俱来，是几百万年来老祖宗不断修改而成的，我们称之为"新陈代谢"。新陈代谢是生物体内全部有序化学变化的总称，是生命现象的最基本特征。如果新陈代谢停止了，生命也就结束了，由此可见其重要性。而这么重要的过程中，通过我上面对细胞某些重要组成部分的分析，我们可以看到，新陈代谢的过程中每一分每一秒都离不开七大营养素的支持。

那七大营养素究竟为细胞做了什么呢？

第一，为细胞新陈代谢提供能量。

能量一般来讲感觉得到但是看不到，比如一个人走路、说话，能量大的人声音大，走路快，快步如风；能量小的人正好相反，声音细微，步履蹒跚，这都是能量是否充足的表现。

第二，为新生细胞更新提供结构原料。

人体结构是可以用肉眼看得见的，比如这个人的个子高矮、胖瘦、肌肉是否发达、头发是否浓密、皮肤是否有弹性，等等。

人体主要由蛋白质、脂类（脂肪酸、磷脂和胆固醇等）构成，同时需要维生素和矿物质的协助。

第三，为新陈代谢提供媒介。

人的新陈代谢是在酶的催化下完成的。新陈代谢速度越快，需要的酶越多。酶是从哪里来的呢？是从食物中的营养素转化来的。酶的主体部分是蛋白质，辅助部分叫作辅酶，辅酶的主要成分是维生素和矿物质。

另外，内分泌系统是调节细胞代谢的重要角色。它分泌的激素分为蛋白质类激素和胆固醇类激素，比如甲状腺素、胰岛素都属于蛋白质类激素，肾上腺素就属于胆固醇类激素。所以说一个人吃动物性食品，比如鸡蛋、动物内脏、肉类，里面有蛋白质和胆固醇，这些正好是形成激素的前体。

第四，养肠道细菌。

肠道里尤其是结肠中存在大量细菌，体积很小，数量很多。人体由 40 万亿 ~ 60 万亿个细胞组成，而我们身上的细菌数量是人体细胞数量的 10 倍，并且主要在肠道里。肠道里的细菌靠食物中的膳食纤维养活。

总结起来，食物进到人体中有四个主要去向：给细胞提供能量、成为细胞结构、调节细胞代谢、养肠道菌群。

给细胞提供能量——主要靠碳水化合物类，也就是粮食、水果等。

成为细胞结构——主要靠蛋白质类和脂类，主要存在于肉、蛋、奶、鱼中。

调节细胞代谢——蛋白质类和胆固醇类，还有维生素、矿物质。

养肠道菌群——食物中的膳食纤维。

这就是七大营养素修复细胞损伤的方式。那要达到平衡，究竟应该吃什么、怎么吃呢？

防治慢病吃什么：35% 动物类食物 + 65% 植物类食物

人体 40 万亿 ~ 60 万亿个细胞分布在人体特定的部位，执行特定的功能。比如肌肉细胞分布在肢体上，执行收缩动作，完成运动功能；视网膜细胞获得光刺激，从而让人能够看见物体；脑细胞像网络一样完成信息的传递……各种细胞的形成是基因选择性表达的结果。基因决定了心脏怎样跳、肝脏做什么功、肾脏干什么活，决定了人应该睡多长时间、应该几点起床几点睡觉、应该喝多少水、应该吃多少食物以及运动的时间和程度。

当人们顺应基因确定好的细胞需求去生活，就能长寿；如果一味地任性，想吃什么就吃什么、想几点睡就几点睡，生活方式与基因编码不对等，疾病就会找上门来。

说到这儿，大家要说了，在饮食方面基因到底说了什么呢？

如果我们能确切知道基因上关于饮食方面的编码就好了，这样我们就能够按照上面的指示，让吃什么就吃什么，让吃多少就吃多少。可是按照目前的科学技术，饮食方面在基因上的编码还做不到精确定位，但是有一个非常简单的方法可以让我们初步了解基因的表达：回顾人类发展史，从中找到一些规律。

旧石器时代：首次荤素搭配，脑容量激增

从大约距今 250 万年开始，非洲东部地壳发生变化，完全靠采集植物为生的古猿只好下地寻找食物，就此开始了荤素搭配的饮食结构。只为充饥的行为，带来的却是食物链的增宽，大脑变得聪明，体格更加健壮，开始了向人类方向的进化。

环境造就了人类生存的条件，荤素搭配及食物链的增宽成就了人类的进步。

大约 80 多万年前，有部分人种发现野火烧过的动物肉既好吃又好消化，于是把火种引进了山洞，这使得人类又前进了一大步。把打来的动物煮熟或者烤熟了吃，摄入的蛋白质和脂类更容易消化吸收，大脑获得了更多滋养。

由于获得肉食要比采摘野果和树叶困难得多，在追逐和格杀野兽的过程中要斗智斗勇，人类体格变得更加强壮，生存技能日益精进。同时，荤素搭配的饮食变化又使大脑发育获得了更多的必需营养素。

正如恩格斯所说："从只吃植物过渡到同时也吃肉，是古猿转变成人的重要一步。"在生存环境和饮食方式改变的过程中，我们的老祖宗逐渐开始直立行走。

这时的人类在外形上有一些非常重要的特点：脑容量显著增大（由于大脑获得了更多的营养素，从而促进了大脑的快速发育），下巴逐渐收缩进去，牙齿也变小了（由于食物煮熟后容易咀嚼和消化）。

在那个狩猎年代，要获取肉食，就要从早到晚在荒山野岭中追逐动物。人类在动物里不是最高大的、不是最有力气的，要围攻一个大型动物很不容易，大家要团结一心，开动脑筋想办法。也是从这一阶段，人类开始有意识地制造一些石器，开启了旧石器时代。

农牧时代：食谱变窄，进化停滞

15 万年前的人类和现代人类在外观上除了某些原始性外，已基本相似，人类学家把他们叫作智人。

15万年前，人类已经能够人工取火、制造工具。随着工具的使用和社会的发展，人们开始在原野上选择一个适当的地方搭建栅栏，把一时吃不完的野马、野牛或鹿驱赶进去，让它们暂时生活在那里，形成了畜牧业的雏形。

公元前9500—前8500年，人们把一些野菜、野果的种子留下，开垦出一片土地去种植，这就是农业的萌芽。

人们种植大麦、小麦、豆类、蔬菜和水果等农作物，不再为驯化猪、牛、羊、马、骆驼等动物四处迁徙，不再居无定所。

到大约5000年前，农业革命已经横扫欧洲、亚洲、非洲，人类不约而同地选择了这种安逸的生活方式：春天播种，秋天收获。人们开始有时间琢磨其他事情了，比如文字、艺术、制造工艺等，人类文明时代开始了。

但是从营养素的获取来讲，农业革命的开始实际上是食物营养下降的开始。人类不再需要与大型动物搏杀，每天吃的食物是主动种植的植物或者饲养的动物，食谱变窄了；由于植物类食物的增加，粮食、蔬菜、水果等从种植到收获到储存都变得越来越容易，动物类食品开始减少；再加上人们不再需要像1万年前那样在自然界追逐猎物和主动采集各种食物，而是去附近交换或购买，体质逐渐衰退。

农业的发展大大改变了人类的饮食结构，肉类食物比例减少，植物类食物所占比例明显增多，定居生活带来的是人类大脑增容和体质增强的戛然而止。

工业革命时代：人工食物出现，慢病流行

200多年前，欧洲的工业革命再次让饮食结构发生了巨大变化：人类获得食物更加容易，可以有更多空闲去享受美味；自动化代替了人工劳动，人们足不出户就可以获得食物；冰箱、食品添加剂和特殊的食品加工方法，解决了食物储存中的困难，新鲜食物反而变得稀少；化肥、催熟剂等缩短了植物类、动物类食品的成熟期，人们有更多的时间去学习、创造、享受。人类似乎走到了有史以来"人定胜天"的高峰。

这一切带来的后果是，几乎所有食物中的营养素都在贬值。据日本2006年发布的一则调查显示，和20年前相比，菠菜的营养素只剩下了不到20%。

与此同时，食品安全成为重要问题，一些从未在我们生活中出现的食物出现了，比如：

- 各种添加剂：口味剂、防腐剂、保鲜剂、色素等。
- 工业生产的反式脂肪酸（人造黄油、起酥油）。
- 精米、精面。精米、精面是近几十年工业发展的结果，老祖宗吃的是五谷杂粮，那时候食物加工要靠手工，不可能制造出精细的米和面。
- 精米、精面衍生出的各种食物，比如各种点心、面条、米粉等。
- 各种小食品，如膨化食品、糖果、口香糖等。
- 各种饮料。老祖宗喝的是干净的河水、烧开的水、矿泉水和茶水。
- 各种方便食品：方便面、饼干、膨化食品等。

回头看，人类曾经是地球上摄食种类最多的动物，以荤素搭配的饮食结构为最鲜明特色。相比其他动物要丰富得多的营养素摄取，让人类逐渐进化，成为世界的霸主。但是近 1 万年来的农业革命，以及近 200 年的工业革命，让一些细胞不认识的不速之客成为人类习以为常的盘中餐，人们对食物的追逐变成了等待它的成熟和不费吹灰之力的购买。

毫无疑问，从饮食方面而言，荤素搭配、食谱变宽是人类进化的催化剂，而饮食结构的变化、食物获取方式的颠覆正是饮食方面让人类受困于各种慢病的主要原因。

从数万年前茹毛饮血的旧石器时代到现在，我们的基因结构和消化系统基本上没有改变，然而我们的饮食结构却有翻天覆地的变化，特别是在最近 100 年间。正是由于旧基因和新饮食的矛盾，造成了今天慢病的蔓延流行。

缔造最强大脑和体能的完美饮食

人类之所以成为世界上最聪明的动物，很重要的一点在于，人类是所有哺乳动物中吃得最复杂的。我们的老祖宗可以从自然界摄取 7000 多种食物，能够充饥的无毒食物都成了人类的盘中餐。

但是，随着农牧业的发展以及工业加工食品的出现，人们常吃的食物只有 500 多种。也就是说，有 6000 多种我们老祖宗吃的食物都从我们的餐桌上消失了。

就这 500 多种食物，我们吃的还是自己种的植物或是圈养的动物，上了化肥农药的、催熟的、打了针的，几乎所有食物的营养成分都在贬值。这是多么糟糕的食物来源，人们在超市里或者农贸市场里转来转去，几乎每一次购买食物的种类都差不多，只选择自己喜欢吃的食物，而不是根据自己身体的需要去购买。每一天坐在餐桌前，端着营养价值极低的精米、精面，吃着大棚里速成的蔬菜，去"欺骗"大脑和胃肠道。

就这样，还有的人这不吃那不吃，不吃水果、坚果，甚至有人还不吃肉类、蛋类、奶类。

我们不再像祖先那样忍饥挨饿，但貌似丰盛的餐桌上缺少了许多对我们身体有益的食物。

那怎么办呢？我们到底该吃什么呢？

通过前面综述，我们可以发现，在距今2万～1万年前是旧石器时代向新石器时代转化时期，人类进化得最快。

当时的饮食结构是什么样的呢？

植物性食物占65%左右，主要是水果、蔬菜、坚果、豆类和蜂蜜。

动物性食物占35%左右，主要是肉类、蛋类、鱼和虾贝类。

这样完美的饮食结构带来了大量的维生素和矿物质，低钠高钾、高纤维素、高蛋白质以及脂肪酸中ω-3脂肪酸的高含量，糖多为蜂蜜和水果提供的果糖，从而大大促进了人类的进化。我们的食谱与这个时期的食谱越接近，大脑和身体就越接近理想状态。

大家可能会大失所望，我们现在怎么可能像老祖宗那样吃野味、野禽？总不可能也茹毛饮血吧，说了半天这些都用不上。

不！用得上。

第一，我们必须意识到在餐桌食品丰富的背后，我们获得的营养其实十分匮乏，食物种类太少与营养素的含量太低并存。如果我们再挑食，或者总用精米、精面把自己喂饱，就更容易出现营养不平衡。

第二，尽量摄入天然食物，动物类、植物类食物每天都要吃，注意减少加工食品摄入量。

第三，动物类食物（肉、蛋、奶、鱼等）最好占一天食物的35%。当然如果能买到散养的畜禽类动物或者禽卵更好。植物类食物包括蔬菜、水果和粮食，占一天食物的65%。蔬菜和水果种类尽量多样化，粮食类食物种类要多，以粗粮为主，如全麦类、糙米、玉米、莜麦、薯类都很好，最不好的是精米、精面，因为精米、精面是工业化的产物。

防治慢病怎么吃：注重结构型营养素和营养密度

看完了上面的内容，有人可能要说了，动物类占35%，植物类占65%，不难做到啊，你看我做一个土豆炖牛肉，土豆占65%，牛肉占35%，这不就满足夏老师提的这个要求了吗？细心的读者可能会反驳说，你这饮食太单调了。夏老师说了，种类要丰富，一盘土豆炖牛肉哪成啊。多做几个菜，比如来个白菜炖粉条，土豆炖牛肉，煮点儿红薯，再凉拌个山药泥，这不就荤素搭配、营养丰富了？

如果我说第二种虽然看起来花样很多，其实营养还是很单一，大家会不会觉得很惊讶？

食物种类多不等于营养丰富

从一个临床营养科医生的角度来看，所有的食物都可以归为七大营养素（前面我们也提过了，满足人体需求的是营养素）。第二种搭配看上去有 6 种食物，好像很丰富了，其实粉条、土豆、红薯和山药主要含有同一种营养素——碳水化合物。4 个菜用营养素一评估，其实只有 3 种，并不比第一种搭配好多少。所以食物丰富并不等同于营养素丰富，这是两件事，需要我们科学地对待。

为什么要特别强调营养素呢？

在人体细胞新陈代谢的过程中，为细胞修复提供的原料就来源于每一天食物中的营养素。

把细胞修复过程比作盖大楼，如果原料不足、质量不好、搭配单一、偷工减料、磨洋工、以次充好……再好的设计也无济于事，最终都会成为豆腐渣工程。

所以，即便基因是长寿基因，如果损伤因素太多，修复材料给得不对、不足，都会导致疾病丛生，缩短和破坏生命的长度和质量。七大营养素的提供如果不完备、不充足、不及时，新陈代谢过程将发生改变，疾病也将随之而来。

在前面我们提到了七大营养素为细胞新陈代谢提供了四大方面的支持，那这些营养素是怎么配合完成这些功能的呢？先来听我讲一个故事。

有一次，一位妈妈带着女儿来咨询怎么才能让孩子长高一点。

这个女孩子已经 10 岁了，可个子看起来却像幼儿园大班的孩子。

遇到孩子的问题，都要从出生过程问起。

一问，孩子妈妈说："孩子出生顺产，1 岁多就会走路。在幼儿园的时候，身高、智力和运动能力与别的孩子没有差异，可是上学以后就不长个儿了，学习成绩中等，体育课成绩不好。"

看来是后天因素，不是先天不足。

"上学之后，孩子主要在哪里吃饭？"

"上幼儿园的时候在幼儿园吃，上学后三餐都在家里吃。"

看来是吃饭的质量有问题。

一了解，孩子每天的饮食如下：早餐一个馒头，一碗白米粥；中午和晚上都是一碗米饭加上 1～2 种蔬菜。1 个月吃一两个鸡蛋，不吃肉，不吃鱼，不喝牛奶。

这基本上是纯素食啊。

从营养素角度看，馒头、粥和米饭都是碳水化合物，蔬菜提供维生素，提供蛋白质的鸡蛋几乎没有，而脂类是完全缺席的。

一个正在生长发育中的孩子，细胞新陈代谢既需要能量，也需要结构物质。

结构物质主要指磷脂、蛋白质、胆固醇。如果这些结构性营养缺失了，细胞无法按照 DNA 的指令完成增生和修复，身体发育就会受到限制。

粮食的主要成分是碳水化合物，提供的是能量，是葡萄糖，吃得太多只会转化成脂肪，变不成细胞的结构，所以这个孩子很胖，却不长个儿。

家长们常常安慰自己：小时候胖点儿没关系，一抽条就瘦了。这多少有些自欺欺人。如果把人体比作一个工厂，这个孩子吃的碳水化合物都只是工厂里的煤，吃再多碳水化合物，工厂里也只有煤堆积如山，堆得再多也变不成厂房的一砖一瓦。

所以，不要觉得孩子吃粮食吃饱了就好，只有能量，没有生成细胞结构所需的营养素，孩子就不会长高。个子高矮是我们看得到的，但是大脑、肝脏、心脏等器官的情况平时是看不到的，即使能看到也是生病的时候了。等需要医生切开皮肤，暴露出脏器时，这些脏器肯定已经出现了严重问题。

这位妈妈听完了，赶紧回家按照我的建议给孩子吃肉、蛋、奶。3 个月后她告诉我，很久没长个子的孩子长了两厘米。

结构型营养可以变成能量原料，而能量原料未必能转化成结构型营养

在刚才这个例子中，我们说到了碳水化合物吃太多会转化成脂肪却变不成细胞需要的结构物质，那蛋白质、脂肪和碳水化合物之间是如何转化的呢？

• 碳水化合物能转化成脂肪，脂肪也能转化成碳水化合物。

• 蛋白质可以转化成碳水化合物。

• 但不是所有的蛋白质都能由碳水化合物和脂肪直接转化而来。

蛋白质是由氨基酸构成的，而碳水化合物和脂肪在体内只能转化为非必需氨基酸，必需氨基酸是必须从外界摄取的。

看到这里你可能要说了，这不公平！是的，不公平，大自然就是这样，让你无论如何都要重视蛋白质，因为吃再多的主食、再多的油都未必能变成身体所需的所有蛋白质。

这也是为什么在我们医院，心外科手术后，尽管大多数患者都没有胃口，医生们每次查房还是要强调多吃些肉、蛋、奶。

有一次，我遇到一个患者，她每天除了喝粥就是吃馒头、喝泡菜汤，住院三个星期了伤口还是长不好。在她前后做手术的人都出院了，她就是出不了院。

心外科大夫说不动她，只好让我们临床营养科医生去会诊。

患者很有主见："你看我都这么胖了，肚子这么大，还让我增加营养，我认为完全没有必要。"

我只能一点一点解释："您平时特爱吃主食，对吧？主食是碳水化合物，吃到身体中会转化为脂肪存在肚子上，所以您的肚子大。但是皮肤、肌肉、骨头等部位的细胞主要成分是磷脂、蛋白质和胆固醇，您吃的食物没有这些营养，细胞就长不出来，所以您的胸骨怎么都长不好，伤口皮肤怎么都愈合不了。这种情况下，多吃肉类、鸡蛋、酸奶和猪肝，伤口才能快点儿长好。您现在吃的这些不长细胞结构成分只给能量，所以伤口总也长不好，出不了院。"

患者听明白了，说："好吧，我努力改改。"

没想到一旁的患者闺女说了句话，让我们大跌眼镜："不是说胆固醇对身体不好吗？怎么还让我们吃呀？我妈妈有心血管病，不能吃胆固醇。"

我继续耐心解释："吃进去的胆固醇会成为人体细胞结构的一部分，肝脏造的胆固醇才与动脉粥样硬化有关，不是一回事儿。"

家属总算是点点头，勉强同意了。

没想到第二天再去查房，家属的一个举动又一次让我哭笑不得。

患者女儿端着一碗鸡汤，把汤倒出来给患者喝，鸡肉捞出来自己吃了，一边吃着肉一边对她妈妈说："鸡汤有营养。妈，您多喝点儿。"

同样多的鸡肉和鸡汤，哪个更有营养？

当然是鸡肉。

而且心脏手术后不能喝这么多汤汤水水，要限制进入身体的液体量，又要保证磷脂、蛋白质、胆固醇和各种维生素的摄入，所以，每一口饭都非常重要。吃饭的时候注意要让液体少一点儿，营养成分多一点儿，这个时期吃饭就是给自己的细胞生长输送原料呢。

经过我们的再三解释，家属和患者总算是彻底明白了。

能量原料不足，结构原料受损

营养素在细胞中的吸收和释放都是需要排队的。

食物中的碳水化合物、蛋白质和脂肪如果一同被摄入，最先被利用的一定是碳水化合物，它冲在最前面，进入细胞的线粒体，直接变为能量。蛋白质和脂肪变成细胞膜的结构或者成为某些有生物活性的物质，如酶。

人饿的时候，碳水化合物先被用光，之后才是皮下脂肪和蛋白质。

一般来讲，人在饥饿时，以脂肪分解为主，占 80% 左右，蛋白质的分解约占 20%，脂肪和蛋白质的分解比例约为 4：1。比如一个房间里没有电，是靠烧煤来取暖做饭，现在煤也没了，怎么办？把门、窗都拆了，扔到炉子里燃烧。

有一次，我讲课的时候遇到一位很瘦的小伙子。他告诉我："我现在每天晚上去健身房锻炼，希望通过运动塑造自己的肌肉，但是半年下来，效果不好，而且总觉得全身无力。"

我问他："你是怎么吃饭的？"

他说："每天早上吃一个鸡蛋；中午吃 50 克主食、75 克瘦肉和一些蔬菜；晚上要少吃一些，基本上不吃主食。人家都说吃鸡蛋长肌肉，我怎么就不长呢？近来体重减轻了 3 千克，但是就是不出肌肉。"

很明显，因为碳水化合物摄入不足造成了他体内蛋白质和脂肪分解。

他平时吃的碳水化合物本来就不多，晚上运动时把肝脏里储备的葡萄糖用掉了。第二天早上应该摄入一些碳水化合物，结果他早晨仅仅只吃鸡蛋，于是上午的能量只能从鸡蛋中来。能量不够用，因此鸡蛋里的蛋白质没有成为肌肉细胞的成分，而是变成能量给燃烧掉了。

所以，并不能因为碳水化合物无法转化成蛋白质而轻视碳水化合物的摄入，随意减少主食，要掌握好三种营养素的比例。

总的来说，食物进入人体内吸收和释放的顺序，基本上都是首先使用碳水化合物，而脂肪和蛋白质排在后面，在碳水化合物转化成的葡萄糖不够用的时候才贡献出来。

食物摄入不均衡，如果碳水化合物摄入太多，人体消耗不掉，就会造成肥胖、糖尿病等疾病；而为细胞提供结构和形成调节物质的营养素不足，会导致阿尔茨海默病、呆小症等。该消耗的消耗不掉，形成负担；该形成结构的不足以形成结构；该形成激素等调节物质的营养素也不足，最终造成人体功能缺失。这就是我们常说的"病从口入"。

最适合现代人的食物：低能量密度，高营养密度

那究竟什么样的食物是我们最优选的健康食物呢？

具体到我们餐桌上的食物，我们不但要考虑能量的密度，还要考虑营养的密度。**对运动量不大的现代人来说，最好的食物选择是：低能量密度，高营养密度**。如果是体力劳动者，那就要高能量密度，高营养密度。

所谓能量密度，指的是单位体积中所含的提供给细胞的能量营养素有多少。比如馒头和油煎馒头比，肯定后者能量密度大。

所谓营养密度，指的是单位体积中所含的营养素有多少。

比如馒头和饺子都含有碳水化合物，饺子里有肉、油和蔬菜，在能量密度和营养密度上都超过馒头。

一碗米饭里基本上就只有碳水化合物和少量植物蛋白，缺乏大多数营养素。我们把这种只有能量而没有其他营养素的食物叫作空能量食物，比如白米粥、甜饮料、白面馒头和大米饭。

最符合低能量、高营养这一标准的膳食结构，就是地中海膳食结构。多

年的临床研究也证明，这是预防高血压、高血脂、糖尿病等现代慢病最有效的饮食方式。

澳大利亚研究人员一项历时 10 年的研究表明，传统地中海式饮食的确可以避免患心脏病。他们调查了不同来源地人群的饮食类型与心脏病死亡率之间的关系，发现最常吃传统地中海式食品的人，比很少吃地中海式食品的人死于心血管病的风险要低 30%。

一项来自希腊的研究显示，地中海式饮食还可能降低患糖尿病的风险，特别是同时伴有心脏疾病风险的时候。

研究人员分析了 19 项来自不同国家，数据采集超过 16.2 万人的相关研究。分析显示，与其他饮食相比，富含鱼类、坚果、蔬菜和水果的地中海式饮食，可以使人们患糖尿病的风险减少 21%。对于患有心脏病的高危人群，地中海式饮食可以使人们患糖尿病的风险减少 27%。

有人提出特定的地域因素如遗传、环境和生活方式可能会影响研究结果，但综合结果表明，地中海式饮食对欧洲人和非洲人同样具有降低糖尿病风险的作用。也就是说，排除了环境因素、遗传因素、生活方式因素，单从饮食上注意，地中海式饮食也照样对预防疾病有效。

美国后来又连续几年做了这方面的对比研究，发现地中海式饮食可以减缓老年痴呆症病情的恶化，可使痴呆患者的死亡风险减少 73%。

《神经病学文献》发表的一项研究报告称，地中海式饮食可以保护大脑免受血管损伤，降低发生中风和记忆力减退的风险。另外，许多研究还显示，地中海式饮食可以起到预防乳腺癌的作用，可以减少 30% 的乳腺癌发病率。

那么地中海式饮食到底该怎么吃呢，为什么能够起到防病治病的作用呢，又是如何实现了七大营养素的平衡呢？

在回答这个问题前，我们先来了解七大营养素该如何达到平衡。

PART 02

—

不生病的奥秘——
七大营养素平衡

　　人类的食物有成千上万种，但归根结底，它们都提供七大类营养素，分别是碳水化合物、蛋白质、脂类[1]、维生素、矿物质、膳食纤维和水。一个人要想身体健康，就要吃对食物，吃对食物的标准就是要满足七大营养素的搭配和平衡。

　　在讲七大营养素平衡之前，我想先讲一下能量平衡。

　　为什么呢？我们看一个人是否健康，最简单的就是先评估能量，因为它

---

[1] 脂类中包括脂肪和类脂，其中类脂只占5%。老百姓熟知且常用的词汇为脂肪，故本章内容中的脂肪代指脂类，特此说明。

比七大营养素更宏观，更易辨识。当一个人能量不平衡时，我们再进一步深挖，去分析究竟是哪种营养素不平衡。

由表及里，我们才能对健康有一个更精准的把握。

能量平衡：比例合理更重要

能量摄入过多还是不足，有一个相对简单的判断方法：当能量的摄入大于消耗时，多余的产能物质会在人体内储存起来，人就会发胖；反之，人就会消瘦，全身无力，抵抗力下降。要让摄入和消耗达到平衡，我们首先要计算清楚消耗，消耗多少补多少。

时时刻刻都在消耗的能量

一个人每天的能量消耗主要有以下三个方面：基础代谢、运动和食物消化。

• 基础代谢：

基础代谢率就是尽量排除其他影响因素，在非常安静的环境中，在清醒的状态下，一个人的身体不受精神紧张、肌肉活动和环境温度等影响测定的代谢率。

日常生活中，基础代谢很容易受到其他因素的影响，常见的包括环境温度、激素、年龄、性别、身高和遗传等。

环境温度在 20℃ ~ 25℃时，人的基础代谢率最低；低温和高温环境中，代谢率都会升高。现在大家长期生活在恒温房间里，能量消耗少，很容易发胖。

激素也是影响基础代谢的重要因素。甲状腺激素和肾上腺皮质激素会提高细胞生化反应速度，一些药物及交感神经活动等也会影响能量消耗。比如精神紧张的人比心情放松的人要多消耗一些能量，所以大家看到一天到晚特别爱紧张的人往往比较瘦。

另外，男性比女性基础代谢率高，高个子的基础代谢率高于小个子，基础代谢率的高低还有一定的遗传倾向。

• 运动：

整天用电脑、不出去运动的人消耗的能量要比下地劳作的农民低很多。即便是每天出去运动，运动项目和持续时间不同，消耗的能量也会有所不同。

每次我在问患者饮食时，都要问一下运动量，包括在单位的工作性质、在家是否做家务、每天有没有在户外锻炼、锻炼的项目和持续时间等。

如果患者说："我每天散步一小时。"我就要再仔细问问："散步时走得快吗？出汗了没有？"因为"快走"和"溜达"在一个小时内所消耗的能量差异太大了。

• 食物消化：

消化食物的过程也要消耗能量，这被称作食物的动力效应。

不同营养素的动力效应是不同的。蛋白质的动力效应最大，约为 30%；而碳水化合物和脂肪的动力效应较低，基本在 5% 左右。

例如，如果你吃进去的蛋白质热量是 100 千卡，消化分解自身用掉 30%，实际上吸收到机体中的是 70 千卡。而 100 千卡的碳水化合物进入人体后，消化分解自身只用掉 5%，吸收到身体中的是 95 千卡左右，脂肪也是同样。

能量摄入的四个来源

在七大营养素中，有三大营养素和能量息息相关，它们分别是碳水化合物、蛋白质和脂类，被称为"产能营养素[1]"。

碳水化合物每克产生 4 千卡能量，蛋白质每克产生 4 千卡能量，脂类每克产生 9 千卡能量。

大多数情况下，我们每日摄入的总能量等于这三大产能营养素能量的总和。常饮酒的人有第四个能量来源——酒精，1 克酒精产生 7 千卡能量。把摄入食物中的三大产能营养素及酒精产生的能量加在一起，就是一个人一天摄入的总能量。

有个学生问我："夏老师，喝啤酒的人往往很胖，那啤酒的能量怎么和粮食换算呢？"

啤酒瓶上标明的酒精含量通常不会超过 14%，如青岛啤酒的酒精含量是

---

[1] 产能营养素：三大产能营养素就是碳水化合物、蛋白质和脂类。其他营养素是人体必需的营养素，但不产能。

4%。一瓶啤酒 500 毫升，那么酒精含量就是 500×4%=20 克。啤酒也是碳水化合物做的，按照 1 克酒精产能 7 千卡计算，20 克酒精产能为 20×7=140 千卡。换算成碳水化合物的话，1 克碳水化合物产能 4 千卡：140÷4=35 克。所以喝一瓶啤酒相当于吃了 35 克碳水化合物。如果一次喝两三瓶呢？自己算吧。而且大多数人喝了很多啤酒之后，还要再吃一碗米饭或者面条，这些能量累加，长期代谢不掉，转化成脂肪囤积在腹部周围，肚子也就越来越大。

　　一个人要保持健康，总能量应该和总消耗相对等，也就是说要出入平衡。除此以外，还要注意三大产能营养素之间的合理比例。

容易被忽视的能量失衡表现：体重正常而体脂偏高

　　总的摄入能量＞消耗的能量＝肥胖

　　总的摄入能量＜消耗的能量＝消瘦

　　总的摄入能量＝消耗的能量＝体重正常

　　上述只是"数量"上的一个估计，但是"数量正常"不代表"质量优良"。

　　有一次，我在营养科出门诊的时候，碰到了一位 60 多岁、双下肢无力、消化不良的女患者。

　　她的身材看起来还可以，我给她算了 BMI[1]。

　　这位患者体重为 51.5 千克，身高 160 厘米，BMI 是 20.1，正常人是

---

[1] BMI：Body Mass Index 的缩写，即体重指数，具体计算方法就是用体重千克数除以身高米数的平方。

18.5 ～ 23.9，很正常吧。能在这把年纪保持正常体重，她自己也颇为满意。

但是我们在用人体成分分析仪给她做检测时发现，她的体内脂肪超标，肌肉量很低。

这说明她的总能量摄入和能量消耗还算平衡，但是摄入三大产能营养素比例不正确。

我们又给她做了详细的饮食调查。发现，她每天所摄入的能量 80% 左右来自碳水化合物，蛋白质和脂肪合起来才占总能量的 20% 左右。她不吃肉、蛋、奶，不吃油炸食品，炒出来的菜还要用开水冲冲，每天的能量基本上都是靠三顿主食中的米和面提供。

这下算是找到病因了：

缺乏蛋白质，所以肌肉无力，消化能力差，睡眠不好。

缺乏必需脂肪酸，所以皮肤干燥，视力很差，记忆力减退。

我把病因仔细解释给她听，告诉她必须吃肉、蛋、奶、鱼，减少碳水化合物摄入。她平常粮食吃得偏多，转化为脂肪存在身体中，所以尽管体重正常，但是人体必需的结构成分所占比例不够，而脂肪却占了大量比例。

这位患者一边听我说着，一边笑眯眯地点头，同时还拿出纸和笔记录。只不过，她听着后面的内容，又忘了前面的解释。有时候一个问题要讲好几遍。她的理解能力和记忆能力明显出现了问题，其实，这和她消化不良、四肢乏力的原因相同，也是因为蛋白质和必需脂肪酸长期缺乏，神经细胞因此被损伤。

　　我在神经内科的时候见过很多像她这样的病人，于是嘱咐了好几遍，并等着她一条一条记在本子上：饮食中一定要增加肉、蛋、奶、鱼，不能吃这么多碳水化合物，要注意给大脑补足营养，才能有效地治疗消化不良和预防老年痴呆。她认识到了问题的严重性，连声说着回去就要每天订鲜奶，天天吃鸡蛋。

能量平衡的方法因人而异

　　讲到这里，相信大家都很想知道每个人所需要的能量是多少？

　　我给个总原则，后面举个例子，大家自己算一算。

　　摄入多少是根据消耗量来计算的，主要参数有以下三个：

　　第一，身高体重。依据标准体重计算，标准体重（千克）= 身高（厘米）— 105，不管男性还是女性基本都是这样计算。

　　第二，活动量。一般来讲轻体力劳动者[1]是标准体重每千克耗能 30千卡，中体力劳动者[2]35 千卡，重体力劳动者[3]40 千卡，长期卧床的人标准体重每千克耗能 25 千卡。临床上我们也不是这么绝对，比如一个轻体力劳动者，偏胖，计算能量的时候减少 5 千卡，为标准体重每千克耗能 25 千卡。

---

[1] 轻体力劳动者：75% 时间坐或站立，25% 时间站着活动，如从事办公室工作、修理电器、售货员等。

[2] 中体力劳动者：25% 时间坐或站立，75% 时间特殊职业活动，如学生日常生活、机动车驾驶员、电工、安装人员、车床操作者、从事金属切割的人员等。

[3] 重体力劳动者：40% 时间坐或站立，60% 时间特殊职业活动，如从事非机械化农业劳动、炼钢、舞蹈、体育活动、装卸、采矿等。

第三，三大能量之间的比例。大多数营养书上三大能量比例是蛋白质为 10% ~ 15%，脂类为 20% ~ 30%，碳水化合物为 55% ~ 65%。

我要特别说明一下，根据多年临床工作经验，如果想让身体保持更好的健康状态，根据中国居民饮食现状和身体状况，碳水化合物的摄入量我们尽量取其范围的低值，蛋白质和脂类我们尽量取其范围的高值，这样的目标设定效果会好得多。如果是脑病患者，脂类比例要远远大于 30%；糖尿病患者的碳水化合物比例，我通常会要求降到 40% ~ 50%。

现在，我给大家举个正常人的例子。

一位 54 岁的男性公务员，身高 175 厘米，体重 72 千克，每天坐汽车上班，没有额外的运动。他每天需要多少能量呢？三大能量营养素应该摄入多少呢？

第一步：要知道他的标准体重。

标准体重（千克）＝身高（厘米）－ 105，因此这位男士的标准体重是 175 － 105=70（千克）。

第二步：他是个轻体力劳动者，而且不是大胖子，也不是很瘦的人，因此每日每千克体重所需能量为 30 千卡，这位男士每日所需总能量为 70×30 ＝ 2100（千卡）。

第三步：计算三大能量比例。

碳水化合物占总能量的 55%：2100×55% ＝ 1155（千卡），每克碳水化合物产生 4 千卡能量，此人每日应该摄入碳水化合物为 1155÷4 ＝ 288.75（克）。算出 288.75 克的碳水化合物后，在实际操作中还有一个技巧可以用，就是将这些碳水化合物一分为二，一半是粗粮和谷薯，另一半是米和面。如果是体力劳动者或者比较瘦的人，还有胃肠功能差的人，我会把细粮的比例加大；如果是肥胖者或者运动量很少的人，我会把粗粮的比例加大。

蛋白质占总能量的 15%：2100×15% = 315（千卡），每克蛋白质产生 4 千卡能量，所需蛋白质 315÷4 = 78.75（克）。其中动植物蛋白质应该各占一半，即各 39.375 克。一个中等大小鸡蛋差不多含有 6 克蛋白质，200 毫升牛奶含有 6 克蛋白质，瘦肉（四条腿或两条腿的动物）以及鱼类基本上含有 17% ～ 20% 的蛋白质，即每 100 克肉含有 17 ～ 20 克蛋白质。所以此人应该每天摄入 1 个鸡蛋、300 毫升牛奶和约 150 克肉类或鱼类（相当于 3 两）。实际操作时必须注意，蛋白质的摄入量不能打折扣，鼓励尽量多一些，但不要超过 20%。

脂类占总能量的 30%：2100×30% = 630（千卡），每克脂类产生 9 千卡能量，因此需要 630÷9 = 70（克）。其中植物油占一半，为每天 35 克。动物油在吃鸡蛋、肉类食物和喝牛奶时可以获得，为 35 克。如果一个人吃得很素，动物油来源少，那么他的植物油必须增加。脂类的摄入在保证数量的同时还要注重比例，单不饱和脂肪酸和多不饱和脂肪酸要更多一些，因此鱼、虾和海藻要多吃一些。

如果平时消耗能量很大，比如送快递的快递员、下地劳作的农民，即使身高、体重不变，但因为能量消耗大大增加了，所以每种营养素的摄入都要相应有一个较大幅度的提高。

年龄大的人一般能量消耗少，要相应减少饮食的总能量，但是三大能量比例不要变。

蛋白质平衡：选对优质蛋白，事半功倍

蛋白质是人体最基本的组成成分，占人体重量的 20% 左右。千万别小看这 20%，人的体重中 60% 左右是水，剩下的 40% 中蛋白质就占了一半。

蛋白质的消耗：没有它就没有生命

人体的大脑、神经、皮肤、肌肉、内脏、血液，甚至指甲、头发都以蛋白质为主要成分，同时蛋白质还是身体生长发育、衰老组织更新和损伤组织新生细胞的修补原料。

如果能量不足，身体里的碳水化合物已经用完，人体会通过消耗脂肪和蛋白质来供能。

蛋白质的摄入：动物类蛋白价值优于植物类蛋白

广泛存在于动、植物食物中的蛋白质进入人体后能被利用的氨基酸越多，其营养价值越高，否则蛋白质含量再高，如果所含的氨基酸与人体需求不匹配也没用，甚至还有坏处。

从这一点来说，肉蛋类蛋白质的生物利用率高于植物类蛋白质。

举个例子，我们都知道大豆的蛋白质含量非常高，但是它是植物，缺乏某种人体必需的氨基酸。如果只靠喝豆浆、吃大豆来获取蛋白质，氨基酸被人体利用会受到影响，代谢产物增多，对肾脏的压力会很大，所以肾功能有问题的人我们都不让吃大豆。对于这种高蛋白质而氨基酸不完整的植物，最好采用食物互补的方法，也就是说缺哪种氨基酸就寻找含这种氨基酸高的食物来搭配。在这里再叮嘱一句：豆制品不要单吃。

一般来讲，我们在计算蛋白质摄入量时有几个原则：

一看总能量：前面已经介绍了，蛋白质一般是占总能量的 10%~15%，总能量需要越高，蛋白质需求也就越高。优质蛋白质 [1] 最好占一半。

二看身体需求：低蛋白血症的患者、身体虚弱的人蛋白质的比例和计量都要相对多一些。

三看平时习惯：纯吃素的人在配置蛋白质饮食时比较麻烦，为了保证摄入氨基酸的比例与人体所需接近，要想方设法把几种互补的食物搭配在一起。

我曾经诊疗过一个患者，58 岁，男性，身高 178 厘米，体重 58 千克，平时运动量很大，每天至少运动两个小时。他吃饭也非常讲究，绝对做到低脂低盐、少糖少油，人也不胖，却在一次体检中发现患了肺癌。他怎么也想不明白，自己的生活方式已经很科学了，怎么还会生病。

他挂了我的号来找我，想搞明白是不是因为自己的生活方式出了问题。

我给他算了一下，他一天实际摄入的优质蛋白是 16 克。大家知道他应该吃多少优质蛋白吗？

这位患者身高 178 厘米，标准体重是 178 — 105=73 千克。他比较消瘦，

---

[1]优质蛋白质：蛋白质的氨基酸模式越接近人体蛋白质的氨基酸模式，越容易被人体吸收利用，这种蛋白质为优质蛋白质。

而且运动量较大。按照前面介绍的能量比例计算，以一个中等体力劳动者为参照，每天应摄入的蛋白质为 $73 \times 40 \times 15\% \div 4 = 109.5$ 克。

算出总量后，其中一半应该是动物蛋白（优质蛋白），是 54.75 克，可实际上他每天只吃了 16 克动物蛋白，亏空 38.75 克。

于是我告诉他："你的消耗很大。运动多的人能量消耗多，肌肉损伤大，修复的速度快，因此需要的磷脂、蛋白质、胆固醇以及铁、钙等营养素也要比正常人多。同时，油脂对人体也非常重要，维生素 A 属于脂溶性维生素，对上皮细胞的保护以及免疫系统十分重要，而脂溶性维生素必须在有油脂的环境中才能被人体吸收利用。肺癌不一定都是吸烟造成的，你看你不吸烟，不饮酒，坚持运动，但是缺乏人体最需要的各种营养素，而且蛋白质的摄入也与免疫系统功能强弱息息相关，所以你的癌症与你吃得不对有关。"

这个患者很聪明，马上问道："我每天应摄入的 54.75 克动物蛋白质该怎么落实呢？"

我告诉他："200 毫升牛奶或者酸奶中含有 6 ~ 7 克蛋白质，1 个鸡蛋中含有 6 ~ 7 克蛋白质，100 克的瘦肉或者鱼中含有 17 ~ 20 克蛋白质。你可以每天吃两个鸡蛋 +400 毫升牛奶 +100 ~ 150 克肉类（包括各种瘦肉、鱼、虾等）。"

患者听了很吃惊，问："这么多，正常人不是只需要一个鸡蛋和一袋牛奶吗？"

"你是患者，不是正常人。你平时营养已经很亏空，现在要迅速地补上来，尽快提高免疫能力，否则就没有机会了，癌细胞必须靠我们的免疫力压制下去。"

这位患者是个很自律的人，一旦明白其中的道理，就绝对会照着去做。后来我们一直保持着联系，他会定期复诊。发现肺癌后过了三年，他长胖了，体质明显变强。关键是这三年里，肿瘤没有复发。

蛋白质失衡表现：频繁感冒、发育迟缓、贫血、易疲劳等

如果蛋白质不是缺乏到很严重的程度，是很难表现出来的。通常有儿童生长发育迟缓、成人头发稀少干枯易断、人体代谢率下降、蛋白质类激素减少、新陈代谢所需各种酶的功能减弱等慢性表现，因为这些往往不以疾病的形式出现，很难引起人们重视。但如果不重视，饮食结构不加以改善，蛋白质更加缺乏，身体慢慢地就会出现一些疾病的症状。

例如，抵抗力低下，容易感冒发烧或者发生泌尿系统感染；肌肉无力，容易疲劳；胃肠道蠕动能力下降和消化酶的缺乏，导致消化不良；全身发冷，没有力气，甲状腺功能低下；贫血，双下肢水肿或有腹水，骨质疏松，等等。

很多人以为骨质疏松只是缺钙，但其实很有可能是缺蛋白质。蛋白质在骨骼中以骨胶原的形式存在，增加了骨骼的韧性。此外，它还提供矿物质依附，保证骨骼的硬度。因此身体缺乏蛋白质，自然就会骨质疏松。

蛋白质缺乏的表现多种多样，很容易迷惑人的双眼，让人误以为是其他疾病。

我曾经接诊过一个男患者，70多岁，因为经常心悸气短去心内科诊治。

心内科医生做了几项检查，认为"问题不大"，没有必要用药或者手术。

一看问题不大，患者想到自己双下肢无力，自认为可能是骨科疾病，又找骨科医生看了看。骨科医生的诊断意见是"腰椎间盘轻度突出"，不需要处理，双下肢无力与椎间盘突出没有关系。

一看骨科也没有问题，患者想到自己头晕目眩、耳鸣腿软，会不会是脑供血不足？于是又来到了神经内科门诊。

那天我正好在出神经内科专家门诊。

患者进诊室时走得很慢，手拄着拐杖，面色很差，贫血状态，讲话声音也很小，有气无力。

我看了一下病史，患者既往没有高血压，也没有糖尿病，结合他心悸、双下肢无力的症状以及贫血貌，我想应该是蛋白质不足。

于是，我让他把裤腿提起来，用食指压了压他的胫骨前面，两个深深的凹陷非常明显地显现出来，这是可凹性水肿，更证明了我的推断。

接着，他慢慢地从皮包里拿出他以前检查的化验单。血常规里的血色素一项，数值是 8.5 克，低于正常值；生化项目中的血浆白蛋白一项，化验值为 34 毫摩尔／升，也低于正常值。

"蛋白质缺乏性营养不良"诊断成立。

是什么原因造成营养不良呢？

我一问，原来老先生的老伴 3 年前去世了，儿女都在海外工作，无法近身照顾，老先生一个人生活。以前老伴做饭，这三年老伴走了，老先生就凑合着吃。长期的饮食单一，营养跟不上，导致了这一系列问题。这样的营养不良在老年人中很常见，而且很容易被误诊。

由于老先生咀嚼能力较差，吃肉比较困难，我建议他一天吃两个鸡蛋、喝两袋牛奶。平日多吃些肝脏、鸭血，这两种食物好咀嚼，同时补血效果好。肉类中可选择鱼肉，也可以将红肉做成肉馅吃。

考虑到患者年纪大了，咀嚼功能和吸收功能都已经下降，一个人不愿意花心思做饭，我又给老人家开了一些浓缩的营养素，按照说明每日服用，在短时间内能迅速补充营养。依照我的临床经验，饮食调养加上营养素支持，老先生蛋白质不足导致的症状都会得到很大缓解。

上面说的大多是饮食中缺少蛋白质的情况。有人肯定会问了，蛋白质摄入过多又会出现什么疾病呢？

如果蛋白质摄入过多，大多数营养书都会告诉我们以下几种危害：

第一，胃肠道功能紊乱。当摄入的蛋白质太多，超过胃肠道的消化能力，会造成胃肠道功能紊乱。

第二，肝脏损伤。当蛋白质摄入过量，肠道的有毒气体堆积过多，这些气体就会被吸收入血液，最终到达肝脏进行解毒。所以，如果蛋白质摄入过多，超过了肝脏的解毒能力，将会造成肝脏的损害。

第三，肾脏损害。不能被人体利用的蛋白质代谢产物如尿素、肌酐、肌酸和尿酸需经肾脏滤过进入尿中，继而排出体外。如果代谢废物量大，肾脏滤过量增大，将加重肾脏的负担，造成肾损害。

除了这些公认的内容，我想在此增加一些我自己的看法：

首先问问大家：你眼前有两碗食物，同等大小，一碗是面条，一碗是红烧肉，觉得自己能一次吃下去的是哪一碗?

估计 99% 的人会说"面条"，这么一大碗肉怎么能吃得下呢?

这就对了，肉一次吃不了多少，因为胃里的胃蛋白酶活性和总量有限，当超过了胃蛋白酶分解能力时，你会觉得"吃不动了"。同时动物性食物里油脂较多，会有种很腻的感觉，因此"吃不动了"。

从动物性食物中获得的是优质蛋白，吸收利用率高，而且受身体的限制，很难吃多。但是植物性蛋白容易吃多，比如豆类（各种豆制品），还有一些食用菌。这些植物蛋白的生物利用度比较低，不能被利用的部分只能经肝脏转化再经肾脏排出体外，从而加重肝脏和肾脏的负担。

我不赞成一味地去吃肉。一些人吃肉很多，出现了问题，是因为这些人过于偏食，只吃肉不吃菜，大口吃肉、大口喝酒的生活方式绝对要反对。我只是强调，就蛋白质而言，动物蛋白很难吃多，而且动物蛋白的生物利用度较高，是细胞非常好的结构成分，对肝肾的压力很小，这些益处大家要清楚。

所以，蛋白质的摄入不是一味要多吃，也不是一味要少吃，而是要既适量又质优。

蛋白质的平衡：动物类蛋白应占到蛋白总量的一半

蛋白质平衡本质上是氨基酸的平衡，也就是摄入的蛋白质中所含的氨基酸的量和各种氨基酸的比例要与人体所消耗的量和比例基本相当。

氨基酸组成与人体所需基本一致的蛋白质被称为优质蛋白。这类蛋白质主要是动物蛋白质，包括肉、蛋、奶。这里的肉包括四条腿的畜类、两条腿的禽类和没有腿的鱼类。

在一个人每天的饮食中，优质蛋白也就是动物类蛋白应占摄入蛋白质总量的一半。

举个例子：男性，30多岁，身高178厘米，体重78千克，每天对着电脑工作，一周打一次篮球。蛋白质摄入量按照能量比例计算应为：

标准体重是178 — 105=73千克，运动量不大，总能量为73×30=2190千卡。此人一天所需的蛋白质为2190×0.15÷4 =82克。

这样算下来，每日所需的动物蛋白应该是41克左右，如何分配到三餐中去呢？

他每天需要吃150克左右的瘦肉（大概含30克蛋白），一个鸡蛋（大概含6克蛋白）和200毫升牛奶（大概含6克蛋白）。

这是在一个人运动量不大的基础上的建议，如果他最近用脑多或者运动多，就要增加蛋白质类的摄入量。

另外，几种优质蛋白质的食物之间可以互换，100克瘦肉（畜禽类纯瘦肉）或鱼类中基本上有17 ～ 20克的蛋白质。今天吃鱼多了，就可以少吃肉类；如果禽类的多吃了，就少吃畜类；如果没有吃鱼、虾，就要相应增多畜禽类瘦肉的摄入量。

有几点要特别提醒大家：

豆浆不能代替牛奶。

不必每天一丝不苟坚决执行，1克不能多，1克不能少，这没必要，

也不现实。

一般来讲，一段时间内做到总体平衡就可以了，最好以一周为一个周期。如果今天吃肉很少，第二天、第三天可以补上；如果平时工作很忙，顾不上每一顿饭都做到膳食平衡，可以在周末的时候做一下"饮食修补"，回忆一下这一周的食谱，哪种食物进食过多，哪种食物不够，多的别吃了，把不够的补一补，这样也能达到膳食平衡。

上面介绍的是普通人的蛋白质摄入原则。对于特殊人群，要用特殊标准。比如说，运动员、孕妇、少年儿童以及营养不良的患者，就需要补充较多的蛋白质，以满足身体所需。而对于肾衰竭的人，则要严格控制蛋白质的质量和数量，以防进一步损害肾功能。当然肝硬化患者更要注意。

碳水化合物平衡：体力消耗量是重要参照

前面讲了蛋白质对于人体的意义复杂而重要。相比之下，碳水化合物就简单朴素多了，它最大的功能就是为人体提供能量。

碳水化合物的消耗：提供能量

碳水化合物、脂类和蛋白质都可以产生能量，但论其功绩，碳水化合物提供的能量当数第一。碳水化合物也称糖类，说白了基本上可以等同于我们的主食：米饭、面条、大饼、红薯、土豆等。主食吃多了可不是好事儿，并不会生成超多的能量，让你力大无穷，而是以化学能的形式储存起来，形式上表现为多余的脂肪。

由于运动量迅速减少，而我们的饮食习惯没有改变，摄入能量多于消耗能量，造成能量的蓄积，于是肥胖者增多，患上了很多疾病。

对于能量平衡，我们可以从它的消耗想办法，多运动就可以减少库存。而对于如何优化摄入，就要看下面的内容了。

碳水化合物的摄入：谷薯杂豆等粮食类主食

《中国居民膳食指南（2016）》指出：每人每天应摄入谷薯类食物250 ～ 400 克，其中全谷物和杂豆类 50 ～ 150 克，薯类 50 ～ 100 克。

为什么摄入量会有这么大的跨度？

因为中国幅员辽阔，经济发展不均衡，人们的劳动强度也不一样。国家统计局 2014 年公布的数据显示，2013 年年末，中国城镇人口占总人口的53.73%，也就是说农村和城市人口基本上各占一半。再加上环境不同、工种不同、经济水平不同等因素，碳水化合物的摄入自然也会有较大的差别，因此指南给出的摄入量跨度很大。

我们平时吃饭，不但每顿饭都要有碳水化合物，同时还要做到食物多样化，营养均衡。

白米、白面中的淀粉含量较高，同样 100 克，米和面的淀粉含量是薯类

（土豆、山药、芋头等）的四倍，是豆类（赤小豆、芸豆等）的近两倍。

体力劳动者应该多吃一些含淀粉的食物，面条、馒头、米饭都很好。但是运动量一旦减少，就要立即改变主食的种类和数量，减少淀粉的摄入。

我诊治过一个男患者，67岁，血糖高、血压高，吃过不少药。他很胖，尤其是肚子很大。他不喝酒，不吸烟，天天散步，但是效果还是不太好，最后被女儿拉到营养科来咨询到底应该怎么吃。

我首先还是先做营养调查，了解他平时的饮食习惯。

他每天要吃2～3顿面条，将近500克(1斤)，早上喝粥，很少吃粗粮；肉一天50～100克，蔬菜一天不到250克（半斤）；基本不吃水果，不喝牛奶，很少吃鱼。

很明显，这位患者的营养严重不平衡，碳水化合物和盐吃得太多，而蔬菜、水果吃得太少。

通常我们在辅导患者饮食时，都是先找到患者不好或者不对的习惯，然后劝其改正。

这位患者一听要停掉面条，急了："我从小吃面条长大，每天早上都喝粥、吃咸菜，习惯了，别的吃不下去。"

我问他："您原来是做什么工作的？在什么地方生活？平时喜欢做什么？"

"我一直干农活。这几年我们的农田被收购了，政府安置我们搬迁，住到楼房里。虽然住着大房子，但是我感觉挺憋屈。我喜欢在农田里干活，现在没活干了，没事就打打牌，平时还喜欢做做饭。我做面条的手艺一直很好，每次我们家来人，我都要给他们露一手，做各种各样的面条。"说到这里，老先生眼睛直放光。

我看着他，乐了："过去干农活，要用力气，要耗能量，而且还要出汗。汗水是什么味道的？是咸味，所以多吃面条绝对正确。但是您从地头搬到了楼房，运动少了，再这样吃，食物进到身体中成了负担，血压、血糖就都升高了。"

患者犹犹豫豫地问我："是不是以后一点儿面条都不能沾了？"

"不，吃一点儿还是可以的。以后您要是血压正常了，运动量增多，而且每天出汗，还是可以多吃些面条的。"

老先生笑了，终于明白环境不同了，饮食的确要改一改。他回去后吃饭时增加了粗粮，有时把土豆蒸一蒸，当主食吃。土豆也是他从小的最爱，既能吃饱，还补充了膳食纤维、钾等元素。同时，他饮食中还增加了绿叶菜，水果也坚持每天吃一个。

两个月后，他来复查，哇，肚子小了很多，面色也好了。

一年之后，他的降压药从三种减成一种，血糖也很平稳。

碳水化合物失衡表现：血糖不正常、腹部肥胖

如果碳水化合物摄入不足，人就容易出现低血糖症状，皮下脂肪及肌肉也会分解来供能，长期下去就会明显消瘦；反之，如果一个人很胖，特别是腹部肥胖，或者血浆中甘油三酯明显增高，排除饮酒的因素，则提示碳水化合物摄入过多。

有些人体重正常或者还有些偏低，但是摸摸自己的腹部，总有小肚子，而且软软的，这就提示碳水化合物在饮食中所占的比例较高，应该调整。

有一段时间我在青岛讲课，遇到一位女老师，30 多岁，血糖高，吃着两种降糖药。她单位离家特别近，回家后基本上就不出门了，周末也不运动，平时不吸烟，不饮酒，每天按时睡觉。

她的身高 160 厘米，体重 82 千克，BMI 为 32，腰围 110 厘米，属于向心性肥胖 [1]。

她特别喜欢吃粮食，白米白面、蛋糕面包、粉丝粉条等，都是她的最爱。平日家里水果不断，每天要吃 500 克（1 斤）以上。每周她还要吃两三次甜食，量不多，用她的话讲"非常控制自己"。她每天吃一个鸡蛋，几乎不吃肉，不喝牛奶。蔬菜一天 250 克（半斤）左右，她尤其喜欢吃土豆，总是把土豆当菜，一边吃米饭，一边吃土豆丝，再加上个黄瓜拌粉丝。

其实这些食物中，米饭、土豆、粉丝、粉条都是碳水化合物。很明显这个患者的能量基本上来自碳水化合物，总量太多，比例太高，运动量又太少，造成血糖居高不下。同时，过多的碳水化合物转变成脂肪储存在身上，所以才引起向心性肥胖。

她听课后决定回去减少米饭、馒头，水果一天只吃一个。我建议她增加肉类和蔬菜的摄入，她也答应了。

3 个月后，我见到她，她高兴地告诉我："我体重减了 10 斤，腰围减

---

[1] 向心性肥胖：亦称中心型肥胖，指的是患者体内脂肪沉积是以心脏、腹部为中心的一种肥胖。

了 2 厘米。"

又过了大概 8 个月，我再次见到她，我都有点怀疑了，这还是那位胖胖的老师吗？她身材匀称，曲线清晰，还美美地告诉我："我过去所有的衣服和裤子都不能穿了，最近买了许多新衣服。降糖药只吃二甲双胍，停掉了阿格列汀。"看来她的饮食调整发挥了很大作用，我由衷地为她感到高兴。

碳水化合物的平衡：每天要吃够 150 克粮食

碳水化合物的摄入量，主要是由体力消耗的多少来决定。

体力劳动者要多吃些碳水化合物，具体数量根据工作性质和运动量决定，没有一定之规；脑力劳动者同时运动少的人吃的粮食量要少一些，但是每天要保证 150 克的粮食。另外，正在长身体的少年儿童要多吃粮食，而老年人要相应减少。

平时可以少吃多餐，多吃复合型碳水化合物（天然的食物都是复合型，比如土豆、燕麦、莲藕等），少吃蔗糖和精米、精面。消化能力很差的人可以暂时吃糊精（白米粥里的汤汁），但是要注意搭配其他营养素，并且时间不要持续太长，摄入量上要注意。

中国人总讲"喝粥养人"，实际上过去喝的粥和现在的不一样，老祖宗吃的五谷全部是粗粮，煮一煮，煮成糊状才能吃得进去。而现在的米是精米，是免淘米，没有麸皮。所以虽然同样是粥，对人的影响却差异巨大。

另外，要学会在碳水化合物之间进行等量交换。一般来讲，50 克白米、白面换算为薯类，大约等于 200 克，换算为水果（比如苹果和梨），大约等于 400 克。吃了薯类或者水果，相应地减少米和面，甚至这顿饭可以不吃米和面。

脂类平衡：每日摄入量不能低于总能量的 30%

现在老百姓谈油色变，总认为大腹便便是吃油多造成的，于是，想办法降油、降脂。很多人吃菜基本上不用油炒，碰到有油的菜还用清水涮涮再吃，久而久之，大腹便便没下去，却又患上了新病。

根本原因还是我们对脂类的误解太深了。

脂类的消耗：提供热量和构建细胞膜

脂类包括脂肪和类脂，脂肪是甘油三酯，又称中性脂肪；类脂包括磷脂、胆固醇和糖脂。

◆ **脂肪的消耗：供给热量、提供必需脂肪酸、保护内脏等**

脂肪主要有三大功能：

第一，供给人体热量。虽然三大产能营养素都能供能，但是有先后顺序：先利用的是葡萄糖，脂肪只有在人体中的葡萄糖使用完了以后才会被分解去提供能量。我们看竞走运动员都很瘦，而铅球运动员都很胖，只因竞走是长时间的运动，身体中储存的葡萄糖被分解完后，运动的后半截靠分解脂肪产生能量；而铅球是一瞬间的运动，糖还没有被消耗完，所以脂肪还留存在皮下。

第二，是脂溶性维生素的载体。维生素 A、D、E、K 等脂溶性维生素，只有在有油脂的环境下才能够被吸收。因此，不吃油脂的人常会出现脂溶性维生素不足等症状。

第三，提供必需脂肪酸。ω–6 系列的亚油酸和 ω–3 系列的亚麻酸是人体必需的两种脂肪酸。这类脂肪酸只能依赖从外界的摄入，且往往在身体里承担了重要的角色，是合成很多生物活性物质的原料，比如：磷脂、前列腺素（PG）、血栓素（TXA）、白三烯（LT）和调节胆固醇等。

有一次，一位女患者过来就诊，45 岁，特别瘦，平时做事小心谨慎，每一样食物都不多吃，血压、血糖和体重都比较正常，每天还运动 1～2 个小时。

别人都夸她身材好，但是，她自己却感到全身无力，时不时地要舒一口气，总觉得气短。最烦恼的事情是睡觉时必须垫高枕头，而且要向右卧，如果头低一点或者向左卧位，热热的胃酸就会涌向咽部，有种强烈的胃灼热感。

她去消化科做检查，诊断为反流性食管炎[1]；做 B 超，医生告诉她胃下

---

[1]　反流性食管炎：即胃和十二指肠内容物反流入食管引起胃灼热等症状的疾病。

垂得很厉害；查尿常规，尿液出现蛋白质阳性和潜血等一系列问题。

她思来想去，就是想不通，自己饮食节制，运动规律，没有不良嗜好，怎么会出现这些症状呢？

听完她的讲述后，我给她看了一张人体解剖图，腹部脂肪的作用一目了然——脂肪在脏器之间起着无法替代的支撑作用，缺乏脂肪会导致固定胃的韧带和网膜不牢固，胃受重力影响就会发生下垂，所以她的胃下垂归根结底是缘于饮食中的脂肪缺乏。她怕胖，吃脂肪类食物和主食都非常控制，饮食结构不平衡，蛋白质、脂肪摄入不足，从而导致了器官功能下降，造成贲门括约肌（食道与胃之间的平滑肌）收缩无力，全身肌肉无力。

另外，脂溶性维生素摄入不足，还会出现其他症状。于是我问她："你眼睛干吗？看东西清楚吗？你皮肤怎么样？记忆力如何？"

这一问不得了，问出一大堆问题："我这些年视力下降得可快了，看一会儿手机眼睛就特别不舒服。每天要往身上涂许多护肤霜，否则总觉得皮肤干干的，皮屑很多。出虚汗，记忆力下降。我以为是更年期造成的，可是我刚刚 45 岁，是不是有点太早了？"

我们把患者的这些症状综合在一起看，就能得出"营养不良"的结论，这是由于摄入的营养素低于人体消耗量造成的，尤其是脂类食物摄入太少。现在大家都非常注重健康，注重身材保养，但是对一些知识却一知半解，对一些概念也不求甚解，随随便便就拿来用，"脂肪恐惧"是一个尤为突出的重灾区。是的，脂肪多了自然不好，但是没有脂肪呢？脂肪不够呢？一样会带来很多疾病，大家要追求适度而不是盲目地减少。

◆ 类脂的消耗：构建细胞膜

说完了脂肪，我们来说说类脂。

类脂又分为磷脂、胆固醇和糖脂，除了共同构成细胞膜这一种消耗外，还各有作用。

先说说磷脂。

磷脂不仅对活化细胞，维持细胞新陈代谢、基础代谢及荷尔蒙的均衡分泌有重大作用，而且在增强人体免疫力和细胞的再生力方面也十分关键，在调节血脂、保持血管通畅方面更是扮演着重要的角色。

尤其要强调的一点是：人体的神经细胞和大脑细胞结构中大约有一半是磷脂。磷脂的质量和数量决定了大脑细胞间信息传递的速度，因此具有增强记忆力、预防老年痴呆的功能。

所以，要让一个人保持聪明、减缓衰老，磷脂、胆固醇和蛋白质的摄入必不可少。大家都知道小孩子半岁时就要开始增加鸡蛋、猪肝、肉类等辅食，主要原因是大脑的发育很快，鸡蛋里的卵磷脂，猪肝和肉里的铁、蛋白质及磷脂正是孩子最需要的营养素。另外，增加鱼油类食物（如 DHA、EPA）也可以提高脑细胞中磷脂的质量。

再说说胆固醇。

胆固醇占人体体重的 0.2%，和磷脂、蛋白质并肩作战，成为细胞膜的结构成分，它的作用是增加细胞膜的韧性和坚固度，防止细胞膜损伤。另外，它还是形成肾上腺皮质激素和性激素的原料。性激素包括了男性的雄性激素、女性的雌激素和孕激素。在临床上，我们经常见到很多怕胖、恐慌胆固醇摄入过多的患者，他们不吃肉、蛋、奶等含胆固醇的食物，却因此患上了卵巢早衰或者性功能障碍。

不仅如此，胆固醇进入人体后还要参与合成维生素 D_3 和胆汁酸，从而防止骨质疏松、低钙，帮助脂类消化和吸收。

最后说说糖脂。

糖脂在神经髓鞘中分布很广，神经髓鞘的作用是绝缘和增快神经传导速度。大家可能听说过三叉神经痛，就是三叉神经的髓鞘破损造成了神经短路的结果。这种疼痛的感觉非常可怕，有种痛不欲生之感，这与类脂摄入不足息息相关。

有一次，我到出版社去办事，刚好看到一个编辑在吃饭。碗里的食物红红的，很是诱人。仔细看看，里面有两种成分，一粗一细，粗的是粗面条，细的是细面条，用红色的调味酱拌在一起。闹了半天，里面只有"面条"这一种食物。

如果是个体力劳动者，短时间这样吃还可以，而眼前这个编辑是脑力劳动者，这样吃就不合适了。如果你看懂了前文神经细胞所需消耗的营养素，就知道神经细胞消耗的不只是糖，还有磷脂、蛋白质、胆固醇、脂肪酸、维生素和某种矿物质。而眼前这位没有重体力劳动的编辑，仅仅补充了糖类，其他营养素都没有补充，这样持续下去，她的脑细胞将不断亏空。想到这儿，我对她说："姑娘，你这样吃会阻碍你变聪明。要想聪明，最起码也要加点脂肪和蛋白质啊。"

姑娘听到能变聪明，顿时来了兴趣，但看看自己小肚子上的赘肉，无奈地摇摇头，对我说："看看我这游泳圈，还是吃素比较好，我怕吃肉和油更胖了。"

我气不打一处来，做健康编辑，却不懂得营养基础知识："姑娘，这游泳圈就是你天天吃面吃出来的，你要真的多吃肉和油，还不一定有游泳圈呢。"

脂类的摄入：肉蛋奶鱼、植物油和坚果等

食物中含脂类的有植物油、动物油、坚果、加工食品中的脂肪、动物的皮下脂肪、动物大脑中的脂质（磷脂、胆固醇、糖脂），还有鱼油。

一般来讲，我们每天摄入的脂类应占一天总能量的 30% 左右。大多数发达国家的摄入量要高于这个数，发展中国家要低于这个数。在此范围内，北方寒冷地区居民的脂类摄入量要多于南方温暖地区居民。

在这 30% 左右的脂类中，饱和脂肪酸、单不饱和脂肪酸和多不饱和脂肪酸这三种脂肪酸应各占 10%。

那么怎么知道这个脂肪是饱和、单不饱和还是多不饱和呢？

有个简单办法可以进行判断：在室温下饱和脂肪酸大多处于凝固状态，比如大肥肉、腊肉。植物油中的椰子油和棕榈油也是饱和脂肪酸。

单不饱和脂肪酸含量在 70% 以上的有两种油：橄榄油和茶籽油。

其余的在室温下呈流动状态的油基本上都是含多不饱和脂肪酸较多的油，比如大豆油、小麦胚芽油、玉米油、芝麻油和花生油。

怎么才能做到三种脂肪酸各占 1/3 呢？实际上在生活中没有必要搞得那

么复杂和准确，只要做到大致正确便可以了。

比较简单的操作方法是：动物脂肪占一半，植物脂肪占一半。

举个例子。

一位男性，30岁，身高165厘米，体重60千克，从事轻体力劳动，每天运动1.5个小时，最近发现皮肤干燥、痒，特别容易出头皮屑，而且眼睛干涩。

这是什么原因呢？看过前面内容的读者很快能判断出来，他的饮食中摄入的油脂不足。

这位男士的体重适中，他在工作中用电脑较多，每天运动1.5个小时，他一天应该摄入的总能量为35×60=2100千卡，每克脂类能够产生9千卡能量，因此他每天摄入脂类应该是2100×30%÷9 =70克。

这70克脂肪是不是全部来自炒菜的油？不是的，有一半要来自动物脂肪，从肉、蛋、奶、鱼中获得；另一半来自植物脂肪，从食用油和坚果中获得。

这位男士在接受诊治的时候告诉我，他很少吃肉，一天吃一个煮鸡蛋，一个月吃一次鱼，在吃菜时会经常拿开水把菜过滤一下，从不吃油炸食品。

我问他是否吃坚果？

他回答得很干脆："没有时间吃。"

从他的日常饮食中可以看到，他的皮肤干痒、眼睛干涩确实都与饮食中缺乏油脂有关。

这样，解决方案也出来了：他每天应该吃够70克脂肪，一半来自肉、蛋、奶、鱼，另一半是植物油，同时应该多吃些坚果。

植物脂肪主要存在于食用油和坚果中。植物脂肪的摄入量特别好计算，看看油壶上的刻度，或者用小勺估量，基本上就差不多了。一个人一天的摄入量在 30 毫升左右。上面这个患者应该是 35 毫升（35 克），因为他的运动量较大。

动物脂肪在肥肉和瘦肉里都有，鱼肉、牛奶里也有。鸡蛋和内脏里含有许多磷脂和胆固醇，这些类脂参与构成人体的框架结构，绝对不能缺少。

一般来讲，每天吃一个鸡蛋、一袋牛奶、100 ～ 150 克瘦肉，每周吃 2 ～ 3 次鱼，摄入的动物脂肪量基本就够用了。

有些人不吃动物性食物，如果植物油的用量严格控制在 30 毫升，这样相当于每天只完成了应该摄入量的一半，时间长了，身体会出现许多油脂摄入不足的问题。

还有一种情况，特别爱吃肥肉的人，往往是饱和脂肪超标，饮食比例也要注意改一改。

◆ 必需脂肪酸最佳比例：ω-3 ： ω-6 要调整为 1 ： 4 ～ 6

ω-3 和 ω-6 系列不饱和脂肪酸都是人体必需脂肪酸，一定要从食物中获得，一般认为应不少于总能量的 3％。

ω-6 系列的不饱和脂肪酸主要存在于植物油中。

ω-3 系列的脂肪酸都在哪里呢？动物中有深海鱼、贝类，植物中有亚麻籽、坚果和马齿苋，保健品中品质较好的鱼油中也含有 ω-3 不饱和脂肪酸。

ω-3 和 ω-6 之间比较好的比例是 1：4 ～ 6。由于大家获取植物油要比获取深海鱼、贝类、坚果以及鱼油等容易得多，所以现实生活中大多数人摄入的实际比例几乎到了 1：20，甚至更夸张。

说到这儿，有人要问了，ω-6 摄入太多的话会有什么问题吗？必需脂肪酸摄入多点儿不好吗？

研究表明，许多慢性炎症性疾病都与这个比例失调有关。ω-6 摄入过多会引起血管炎症、高脂血症、心脑血管病、关节炎症、肥胖、哮喘等问题，所以 ω-3 系列脂肪酸的摄入是一个需要重视的问题，应将两种必需脂肪酸的比例维持在一个正常的范围。通常来讲，一个人 ω-3 脂肪酸的每日摄入量应不低于总能量的 0.5％。

◆ 反式脂肪酸：每天限量 2 克

20 世纪初，德国化学家威廉·诺曼获得了一项发明专利，将食用油部分"氢化"。经过"氢化"的植物油与普通植物油相比更加稳定，呈固体状态，可以使食品外观更好看，口感更松软，同时，与动物油相比价格还更低廉。由于人们认为植物油比动物油更健康，因此用便宜而且"健康"的氢化植物油代替动物油脂在当时被认为是一种进步和时尚。

但事实上，由于植物油经过"氢化"之后成为非天然的油脂，很难被人体适应，摄入后会出现各种不适反应。100 年来，全世界许多国家做了大量实验，证明这种人工反式脂肪酸是人类健康的一大"杀手"。

科学家们发现，摄入过多反式脂肪酸会引起以下几个严重的健康问题：

• 促进血栓形成，造成冠心病和脑卒中。

• 影响生育能力，减少男性荷尔蒙的分泌，对精子的活跃性产生负面影响。

• 影响胎儿发育。

• 影响大脑功能，降低记忆力，尤其对婴幼儿的大脑发育和神经系统发育产生不利影响，且这种影响会延续终身。

• 引起肥胖。

反式脂肪酸有很多好听的名字，比如：植物氢化油、人造黄（奶）油、人造植物黄（奶）油、人造脂肪、氢化油、起酥油、植脂末等。

哪些食物中含有反式脂肪酸呢？我来列举一些大家特别熟悉的：蛋糕、糕点、饼干、面包、蛋黄派、沙拉酱、炸薯条、炸薯片、爆米花、巧克力、冰激凌……这些食物大家都吃过吧？有的人甚至天天都在吃。

另外，大家还要注意奶茶和咖啡中的配料，上面清清楚楚写着"植脂末"，这也是反式脂肪酸。增加植脂末之后，奶茶和咖啡会显得润滑而香甜，因而这种配料的使用特别广泛。

为了控制反式脂肪酸的摄入，世界卫生组织、联合国粮农组织在《膳食营养与慢性疾病（2003）》中建议"反式脂肪酸最大摄取量不超过总能量的1%"，这个1%折算出来一个人一天的限量在2克左右。

我们经常看到一些食品包装袋的标签上食物成分中明明标有植物氢化油、氢化油、起酥油、植脂末等字样，但是在营养成分表里却写着"反式脂肪酸为 0"，这是为什么呢？

上面说了，一个人一天摄入反式脂肪酸应低于 2 克，因此，如果只吃这类包装食品中的一个小食品，绝对没有超标，于是可以忽略不计。

但是，大家想一想，吃小食品是不是一天只吃一个？如果吃了一块小蛋糕，也许没超量。但是吃两三块呢？如果再加一个冰激凌呢？再加一杯咖啡呢？

◆ 胆固醇 300 ~ 500 毫克，磷脂多多益善，糖脂从奶制品中来

胆固醇的来源分为外源性胆固醇和内源性胆固醇两种。外源性胆固醇来自每日膳食，内源性胆固醇则是由肝脏合成的，肝脏把摄入的葡萄糖等能量成分转变为胆固醇。

一个人一天需要 1300 ~ 1500 毫克胆固醇供人体细胞使用。正常的比例是每天饮食摄入胆固醇 300 ~ 500 毫克（白天从三顿饭中获得），肝脏合成 1000 毫克（大部分在晚上合成）。

其中通过饮食摄入的胆固醇主要来自动物性食物，包括鸡蛋、内脏、脑和肉类。一个中等大小的鸡蛋中胆固醇的含量为 250 毫克左右，100 克畜禽类瘦肉中胆固醇的含量为 70 毫克左右。

磷脂是组成人体生命细胞的重要成分，细胞膜当中大约有一半是磷脂。磷脂主要从食物中获得，肝脏也能合成部分磷脂，但是量不能满足人体需求。磷脂的功能很重要，它可以维持新陈代谢，保证荷尔蒙的均衡分泌，促进智力发育，防止痴呆和血栓形成。大家要尽量摄入含磷脂多的食物，如动

物类食物中的鸡蛋、肝脏、脑、骨髓、肾脏、心脏等，植物类食物中的芝麻、葵花子、大豆等。

糖脂是糖类和脂类结合所形成的物质。自然界存在的糖脂分子中的糖主要有葡萄糖、半乳糖，脂肪酸多为不饱和脂肪酸，在人体中分布甚广，但含量相对较少。

糖脂的种类繁多，其中研究得较为深入的是糖鞘脂。

糖鞘脂有脑苷脂和神经节苷脂。脑苷脂在脑中含量最多，肺、肾次之，肝、脾及血清中也含有。神经节苷脂广泛分布于全身各组织的细胞膜的外表面，以脑组织最丰富。在细胞膜表面的糖鞘脂主要作为细胞表面的标志物质，比如我们每个人都有一种血型，A 型、B 型、O 型或 AB 型，这个血型就是由红细胞质膜上的糖鞘脂决定的。

所以糖脂有两个最主要的功能，一个是神经系统中髓鞘的成分，另一个是作为细胞表面标志物质。

我们只要摄取糖类（葡萄糖和半乳糖）和脂类（多为不饱和脂肪酸），身体细胞就可以自己合成糖脂。我们的身体中一般不会缺乏葡萄糖，那半乳糖从哪里获取呢？从牛奶和甜菜里。婴儿可以从母乳中获得半乳糖，而成年人应适当补充一些奶制品来获得，再增加一些坚果和鱼类食物。

脂类失衡表现：肥胖、脑萎缩、不孕不育

当脂类食物的摄入大于消耗时，主要表现为肥胖。这种肥胖表现为全身胖，四肢粗壮，同时皮肤细腻、有光泽、有弹性。

当脂类食物摄入低于消耗时，就会表现为以下两种情况：

第一，消瘦。

第二，出现脂溶性维生素缺乏的症状。脂溶性维生素指的是维生素 A、维生素 D、维生素 E 和维生素 K。

• 缺乏维生素 A 的症状：皮肤干燥，脱皮屑，出皮疹。严重的患者脱衣服时就能掉下许多皮屑，甚至一些人早晨起床时都会发现床单上有许多皮屑。

• 缺乏维生素 D 的症状：骨头和关节疼痛，肌肉萎缩，腹泻等。

• 缺乏维生素 E 的症状：生育能力下降，免疫力下降，代谢失常，机体衰老等。

• 缺乏维生素 K 的症状：牙龈出血、流鼻血、尿血、胃出血等各种出血症状。

造成脂类摄入下降的原因有很多，比如食物中缺乏脂肪的素食者、脂肪泻患者，或者需求量不能得到满足的孩子和孕妇等。

到底脂类应该摄入多少，谁是最好的榜样呢？

在这一点上，作为全球饮食标杆的地中海式饮食已经给出了规范。地中海地区的一些国家直到今天还保持着原始的饮食结构，比如希腊克里特岛的居民脂类摄入量占到整体能量摄入的 40%，比我们现在要求的高多了，但他们的癌症死亡率却只有美国的一半，冠心病死亡率是美国的 1/20。他们摄入的脂类主要来源于鱼、坚果和橄榄油，完全符合我们前面提到的三种类型脂肪酸的比例，所以在脂类摄入中合适的比例要比量的控制重要得多。

有一次在讲课时，一位学员把她的儿子带来让我看看。

这个孩子 14 岁，个子却像 10 岁，但这不是她想找我的原因。她找我是因为这个孩子从小学一年级开始，小腿的皮肤像鱼鳞一样，抹了药也没有效果，这几年更加厉害了。孩子怕别人看到，天气再热也要穿长裤，太遭罪了。

一个十几岁的男孩子，正是长身体的时候，好动，运动量又大，再加上用脑多，需要的脂类、蛋白质等细胞结构原料肯定要比正常的成年人多，所以我主要问孩子的饮食习惯，尤其关注对肉、蛋、奶、鱼这些动物类食品的摄入。

孩子抢着说："我妈从来不让我吃麦当劳、肯德基里的食品，说是垃圾食品。我们家从来不喝牛奶，每天吃一个煮鸡蛋，不吃油炸的食物。我很喜欢吃肉，但是不爱吃鱼，因为不会挑刺。"

我就问他："你喜欢吃肉，每天都能吃多少呀？"

孩子说："我妈说要适量，一周让我吃 2 次，不让吃肥肉。"

我拿着我的手机问他："像手机这么大的肉，你一次能吃几块呀？"

孩子都快要哭了："一块。"

我真为这个孩子感到难过，他的身体那么缺乏蛋白质和脂类，皮肤的角化过程都受到影响，个子也长不高，家长却还不明白是怎么回事。

大家现在受到一些饮食理念的指导，觉得少肉、少油、少盐才是对的。可是，饮食要因人而异，尤其是孩子、孕妇等特殊人群，他们对于某些营养的需求更高。如果固定地只吃某些食物，这是害孩子，不是爱孩子。

这个病例让我感到特别痛心，我千叮咛万嘱咐这位学员，回去一定要给孩子加营养。不仅是因为孩子正在长个子、长身体，更如前面所说的，细胞膜最主要的结构成分是磷脂、蛋白质和胆固醇，如果没有这些，正在发育的孩子怎么长大脑呢？人体有了这些原料，才能从一个细胞不断分裂成几十万亿个细胞，而且每天还要新陈代谢，所以这些结构成分要不断地补充。

不只是生长发育期的孩子，上了岁数的人一样不能吃饭图简单。

有一次，一位50多岁的女患者来找我看病。她近来总是丢三落四、心情紧张，家属不放心，怕她大脑出现了问题。

我问了问她的情况：她住在农村，家里有个小自留地，平日里自己种点菜。她老伴外出打工，一个月回来一次，按时把钱交到她手上。儿子、儿媳妇都很孝顺，经常来看看她。按理说，她的日子过得还不错。

可是近两年，家里人发现她总丢东西，比如拿着10元钱上街买东西，东西没买回来，钱却不知道哪里去了。她还经常把自己锁在外面回不了家，让邻居给儿子、儿媳妇打电话。

她以前有高血压和糖尿病，一直吃药，控制得还可以。最近却麻烦了，她总是心里紧张，担心一些不该担心的事，总给老伴打电话，要不就让儿子、儿媳妇陪着她，搞得家里乱成一团。

我看了看她的头颅CT，非常明显是脑萎缩。于是我了解了一下她平日的饮食，果然发现很多问题。

由于这几年老伴不在家，儿子间断来看看，这位50多岁的中年妇女大多数时候都是一个人生活。她每天早上喝点粥，吃点咸菜，中午和晚上都是吃老玉米和馒头，或者从地里摘点蔬菜。

我问她："为什么不喝牛奶、不吃肉？"

她说："麻烦，一个人不搞这么复杂。"

我问："为什么不吃鸡蛋？你老伴说你们家养了许多鸡。"

她说："攒着，换点钱，给孙子买好吃的。"

"那坚果呢？水果呢？"

回答得更干脆："咬不动。"

说来说去，她的食物只有两部分来源：粮食和蔬菜。磷脂、蛋白质、胆固醇、必需脂肪酸这些大脑需要的最基本的养分一样都没有，脑细胞怎么可能不萎缩？出现以上症状不足为奇。

我给她讲了其中的道理，叮嘱她回去要多补充肉、蛋、奶、鱼，否则症状会越来越重。她答应回去一定照做。

脂类平衡的方法：一半来自动物，另一半取自植物

我们总说脂肪摄入多了或少了，但究竟多少才是刚好？

还是用我们在本章第一节中提到的能量公式，以我原先接诊过的一位电脑程序员为例，给大家讲讲计算方法。

这位程序员身高 185 厘米，平时的工作和生活中几乎 75% 的时间都是坐着的，25% 的时间是站着的。这种类型的人属于轻体力劳动者，那么他每天

所需总能量应该是（185 — 105）×30=2400 千卡 [1]。

每人每天摄入的脂肪量要占人体需要能量的 30%，也就是说脂肪提供的能量应该是 2400×30% ＝ 720 千卡。但 720 千卡对大多数老百姓而言，似乎还很模糊，不知道到底是多少。

前面我们讲过，1 克脂肪大约产生 9 千卡热量，现在知道了脂肪的产热量，推算脂肪的摄入量就是逆向的过程，即 720÷9 ＝ 80 克。也就是说，对一个身高 185 厘米轻体力劳动的男性来说，他每天需要补充 80 克脂肪，才能保证脂肪的摄入是充足的。

然后再把这 80 克脂肪分成两份，一半由动物脂肪提供，另一半由植物脂肪提供。动物脂肪在你吃鸡蛋、肉、鱼、奶的时候就包含在里面了，植物脂肪在炒菜里和坚果里。这样，30 毫升的炒菜油加上 20 克的坚果，每天的脂肪摄入量基本上就差不多了。

在脂肪中最需要控制摄入的是反式脂肪酸，而肥肉是可以吃的，适量就好；鱼油是多不饱和脂肪酸，而且是必需脂肪酸，最好经常摄入，可以多吃一些深海鱼；如果有条件，也可以选择高质量的鱼油。

另外，并不是说我们必须严格按照计算出来的脂肪摄入量执行，在不同情况下我们还要灵活调整。例如，运动较多的人可以多吃一些油性食物，包括饱和脂肪，体力劳动者可以多吃一些肥肉，这样可以保证有足够的能量。

---

[1] 该程序员标准体重为 185 — 105=80 千克。轻体力劳动者每日每千克体重所需能量为 30 千卡，他每天所需总能量为 80×30=2400 千卡。

维生素平衡：极容易缺乏，很难过量

维生素在人体中的含量很少，不到 1%，但如果没有维生素，人体内很多重要的生命活动都无法完成，所以叫作维持生命的元素，简称"维生素"。

我们太容易缺维生素了

人体需要两大类维生素。

一类叫作脂溶性维生素，包括维生素 A、D、E、K。这类维生素必须溶解在油脂里才能被吸收。

另一类叫作水溶性维生素，包括维生素 B 族和维生素 C，水溶性维生素可溶解在水中，很容易流失。

前面讲到营养素失衡时，都会说到两种情况：一种是消耗大于摄入，另一种是摄入大于消耗。

但是维生素很特别，从食物中获取的维生素在人体内一般不会过量，缺乏的情况居多，为什么呢？

维生素在人体内不能合成，也不能相互转化，只能从食物中获取，所以如果从食物中摄取不足，就会出现维生素缺乏的症状。尤其是水溶性维生素，特别容易流失，如果摄入多了，会马上通过尿液和汗水从体内排出。

脂溶性维生素尽管能在人体的脂肪组织内储存，有"吃一顿，管三天"的特点，抗流失能力较强，但如果不良饮食习惯坚持几年、几十年不变，体内储存的维生素被消耗干净，当细胞缺乏维生素时就会出现许多疾病，甚至会导致死亡。

日常生活中，维生素缺乏主要有以下几种诱因：

第一，膳食中供给不足。比如生活条件太差，没有能力获得食物。

第二，食物加工过程中破坏丢失过多，如熬煮时间过长，冲洗次数过多，或者油炸温度过高，都会破坏食物中的维生素。

有一次，我遇到一位患者，她的周围神经炎特别明显。一般来讲，这个病和维生素 B 族缺乏关系密切，于是我问她平时怎么吃菜和肉类的。她说："不是讲白菜豆腐保平安吗？我每天都吃白菜炖豆腐。不爱吃肉，一周吃一个鸡蛋。"

我问她："白菜豆腐您每次炖多长时间？"

她的回答让我们诊室的人都吃了一惊："半小时。"

这炖的时间也太长了，好不容易吃点蔬菜，还把里面的一点维生素给炖没了，维生素能不缺乏吗？

第三，偏食。有的人家里条件不差，每天桌上摆满丰富的食物，但是却只吃自己喜欢的食物，不喜欢的食物一口也不沾，这样也会造成某种营养素缺乏。有一些人会用白面做出各种食物，看似丰富，但是白面中几乎不含维生素，如果食物中不增加蔬菜、水果和肉类，也会出现身体亏空。

需要提醒的是，由于脂溶性维生素不溶于水，难以从肾脏排出，易在身体里积存过多产生毒性作用，所以我们在补充维生素 A、D、E 等脂溶性维生素制剂时要注意用量，别过犹不及。比如咱们给孩子吃鱼肝油的时候都要严格按照说明书吃。

第四，工作条件限制。由于工作关系，吃饭不方便，一些人整天吃快餐或者买一点方便食品，也会造成维生素缺乏。

比如出租汽车司机，饿的时候可能车上刚好有客人，等客人走了想去吃饭，却发现没有地方停车。于是，有些司机在车上备有面包、烧饼和饮料；蔬菜、水果和肉类食品容易坏，司机们基本上都不准备。长期保持这样的饮食就会出现维生素缺乏。

我坐出租车时经常和司机师傅聊天，建议他们可以在车上备一些煮好的鸡蛋、牛肉干，还有洗干净的西红柿、黄瓜，拿起来就能吃，另外再准备些奶片或红薯干当零食；晚上回家后好好补补营养，白天没吃什么，晚上就补什么。

另外，还有一些特殊人群很容易出现维生素缺乏。例如，长期腹泻、胆汁分泌受限、胃酸分泌减少都会造成消化能力变差，影响维生素的吸收；如果膳食中脂肪含量低，也会影响脂溶性维生素的吸收。

再如妊娠期与哺乳期妇女、生长发育期儿童以及特殊生活环境条件下，某些疾病（长期高热、慢性消耗性疾患等）均会使维生素需求量相对增高。服用异烟肼、青霉胺及避孕药等也会增加对维生素 B_6 的需求。比如一些吃抗结核药的人容易出现四肢麻木的感觉，这是由于服药以后会影响维生素 B 族的代谢。

维生素缺乏是一个渐进的过程。开始时，体内储备量降低，身体会感觉到不适，但是各项检查尚且正常。当体内储备越来越低，生化检查开始出现异常，最后组织病理也发生变化，此时在临床上才会表现出相应体征，但这时已经晚了。

所以当我们看到患者出现症状或者体征时，补给的维生素含量要远大于每日推荐量，因为补进去的量要把身体中的亏空量算进去。随着细胞内的补充剂量进入，症状好转，这时候减少摄入量，直到相应症状完全消失，才把剂量调整到正常人的每日推荐量。

人体自身无法合成维生素，而且各种维生素之间不能相互转化，当某一种或几种维生素缺乏时很容易出现问题，因此怎么强调维生素的重要性也不为过。我们每一餐都要看看自己的食谱里是否含有维生素、含有哪一类维生素。

经常吃一些维生素补充片也是很好的选择。但是在这里我要特别强调一下，维生素补充剂最好选择从食物中提取的天然维生素，化学合成的维生素不要长期摄入。

维生素 A 的需求量从未像现在这么多

近些年，由于手机和电脑的广泛应用，人体对维生素 A 的消耗比历史上任何年代都多。

因为视神经的光敏感作用需要维生素 A，尤其是黑暗中的视觉状态与维生素 A 关系更为密切。

另外，在上皮组织的形成、发育以及维持上皮组织的健全方面，维生素 A 也是积极的贡献者。

它不仅决定了一个人的皮肤状况好坏，还与防治癌症关系密切。

◆ 维生素 A 缺乏的表现：夜盲症、干眼症、慢性咽炎

维生素 A 缺乏最突出的症状是暗适应能力下降，严重者在夜里会看不清东西。

大家可以检测一下，自己是不是暗适应能力下降。

第一个方法是，天黑后在路灯不亮的地方，你是否会感觉到明显看不清楚。

第二个方法是，把房屋的灯突然关掉，在黑暗中你过多久能看见东西。正常人 10 秒钟内应该可以看到。例如，去看电影的时候，如果去晚了，你能不能很快找到座位？

维生素 A 缺乏最常见的症状是干眼症：角膜、结膜上皮、泪腺等组织的修复过程非常需要维生素 A 的参与，如果缺乏维生素 A，会出现眼睛干涩、发炎，严重者会出现角膜软化、溃疡、角质化等一系列变化，角膜损伤严重常会导致不可逆转的失明。

同时由于现在大家用电脑和手机多，干眼症也很多发。

除了暗适应差、干眼症外，皮肤和黏膜也会发生病变：维生素 A 对上皮细胞的再生、分化、稳定起到非常重要的作用。所以维生素 A 缺乏会出现全身各种上皮组织的问题。

我坐地铁时，常常发现一些女性，尽管脸上抹了化妆品，但是肩部、上肢、腿部的皮肤角化干燥，呈小疙瘩状，这都是维生素 A 缺乏的表现。

另外，口腔、呼吸道很干或者慢性咽炎，也往往与维生素 A 缺乏有关。

家里如果有经常出现支气管肺炎的孩子，父母一定要好好想想，孩子日常生活中是不是缺维生素 A 了。

另外泌尿系统感染、妇科感染、某些癌症也与维生素 A 缺乏有关。

◆ **维生素 A 缺乏的补救措施**

那我们从哪里获得维生素 A 呢？

第一，从动物肝脏、奶油和鸡蛋中直接获得维生素 A。

第二，制造一个油性的环境，把植物中的胡萝卜素溶进去，比如吃胡萝卜炖牛腩、猪肉炖南瓜、炒西蓝花、炒油菜、炒菠菜等来吸收维生素 A。肠道黏膜可以根据身体中对维生素 A 的需求量来决定对胡萝卜素的吸收量。一个胡萝卜素分子可以转化为两个维生素 A 分子，身体缺维生素 A 时肠道对胡萝卜素转化吸收的就多，够了就减少吸收，这样就不会出现体内维生素 A 中毒问题。

维生素 D 缺乏是现代人的通病

近年来对维生素 D 的研究越来越多，现在已经把它上升到激素的高度。研究发现，维生素 D 不仅与骨骼有关，还与细胞功能的调节及基因转录相关。

维生素 D 的受体遍布全身，因此全身各处包括大脑细胞都会受到维生素 D 的影响。

◆ 维生素 D 缺乏的表现：骨质疏松、高血压、抑郁等

维生素 D 缺乏现在已经成为非常广泛而严重的健康问题，患者中居住在城市里的人多于农村人，女性多于男性，冬天和春天最为高发。

缺乏维生素 D 的表现形式有：骨质疏松、小儿盗汗等缺钙表现，容易过敏，容易感冒，好发肿瘤、抑郁等。此外，冠心病、高血压、糖尿病等也与维生素 D 缺乏有关。因此患这些疾病的患者在检查时也应该查一下自己血液里维生素 D 的浓度。

现在大家基本上在室内活动，出门也常常坐车或者开车，导致维生素 D 缺乏越来越高发。

◆ 维生素 D 缺乏的补救措施

我们体内的维生素 D 有两个来源：

第一，从动物类食物中直接获得。含维生素 D 的食物有：动物的肝脏、大脑、肺、脾，鸡蛋，牛奶，三文鱼，大马哈鱼，动物的骨头和皮肤也含有少量维生素 D。

第二，人体皮肤合成。人体的表皮与真皮内含有一定量的 7- 脱氢胆固醇，当受到阳光或紫外光照射时，可以经光化学反应形成前维生素 D_3，再经过肝脏和肾脏的羟化作用，最后转化为有活性的维生素 D_3。我们的老祖宗都不缺维生素 D，因为他们的食物中不缺乏肉类，在外面打猎时又能获得

充足的阳光。

国际上有超过 2500 篇公开发表成果的研究证实维生素 D 在预防癌症中有重要作用。无论是来自阳光照射自我合成的内源性维生素 D，还是由营养补充方式获得的维生素 D，都能够阻止身体内部癌症的发生，将乳腺癌、前列腺癌和结肠癌的风险减少 50%，还能减少痴呆和神经系统失调的风险。

既然维生素 D 如此重要，那么获取维生素 D 的最好方式是什么呢？

是日晒。我们每天要花半个小时接触阳光，哪怕是在背阴的地方接受散射的太阳光线也好。较少外出的人需要补充一些维生素 D，可以通过吃前文提到的动物类食物来补充，以将血液中的维生素 D 保持在 40 ~ 60 纳克 / 毫升。

如果做不到上面这些，也可以吃天然维生素 D 补充剂。

维生素 B 族平衡需要讲求配比

维生素 B 族是个大家庭，成员有 12 种以上，被世界公认的有 9 种，全部是水溶性维生素，包括维生素 B_1、维生素 B_2、维生素 B_6、维生素 B_{12}、烟酸、叶酸、泛酸、生物素和胆碱。

维生素 B 族的消耗主要用于完成细胞的以下功能：

第一，合成辅酶，参与三大能量代谢。维生素 B 族的角色类似于助燃剂，如果缺乏，辅酶的活性会降低，人的新陈代谢速度就会减慢。

第二，完善神经细胞功能，尤其是维生素 B_1、维生素 B_6、维生素 B_{12} 与神经系统的功能完善密切相关。

第三，促进细胞分裂。我们熟悉的叶酸，参与细胞 DNA 的构成。当细胞要进行分裂时，会先加倍合成 DNA，之后进行有丝分裂，于是一个细胞就分裂为两个细胞，遗传物质也对半分了。

◆ 维生素 B 族缺乏的表现：上火、记忆力下降、消化不良等

维生素 B 族是个大家族，往往一种维生素缺乏时，其他种类维生素也缺乏。缺乏维生素 B 族最常见的症状是上火，表现为眼结膜充血、烦躁、口腔溃疡。

熬夜加班之后也容易出现类似症状，为什么？因为在加班熬夜时要消耗大量能量，脑细胞快速运转，在这个过程中要消耗大量维生素 B 族。

感冒也是同样的道理。感冒之后，许多人都说自己上火了，这是由于免疫系统在与病毒作战的过程中要加快碳水化合物、蛋白质、脂类这三大能量的代谢，而维生素 B 族作为三大能量代谢的辅酶，会大量被消耗。

缺乏维生素 B 族最容易表现出神经系统症状：人会出现记忆力下降，反应迟钝，没有精神，容易头痛，严重者会出现眩晕，感觉到头晕目眩，躺在床上不敢翻身，稍微一动就会呕吐。

往往工作特别刻苦的人会出现这种情况，如果好好休息后注意补充维生素 B，症状就会很快消失。但是大多数人都不会想到是维生素 B 族的缺乏，想到比较多的原因是脑供血不足。还有一些人由于反复头痛，跑去做 CT 和核磁共振，结果都是阴性，其实就是体内维生素 B 族不平衡了。

最突出的问题是周围神经症状：当维生素 B_1、维生素 B_6、维生素 B_{12} 缺乏时，人会出现四肢和手脚套袜套样的感觉障碍，手脚是木的。开始时早晨

出现这种症状，活动后好转，后来症状越来越严重。严重者不仅感觉麻木，最后手和足运动时也呈现无力症状。

维生素 B 族不足时，患者还容易出现食欲不振，消化不良，甚至一些人会出现口臭，别人都不敢靠近他。

我曾经仔细问诊过一位由于维生素 B 族摄入不足导致的口臭患者如何吃饭。

他说："每天吃馒头、米饭和面条，爱吃涮羊肉，喜欢吃点辣椒和咸菜，蔬菜和水果基本上一点都不吃。"

◆ 维生素 B 族缺乏的补救措施

维生素 B 族的来源非常丰富，在这里介绍一下几种主要维生素藏在哪些食物中。

- 维生素 B_1——种子皮、动物内脏和瘦肉。
- 维生素 B_2——动物肝脏、奶类、蛋类、豆类和绿叶蔬菜。
- 维生素 B_6——动物肝脏、奶类、蛋类、豆类、绿叶蔬菜和全谷类食品。
- 维生素 B_{12}——动物肝脏、肉类、蛋类和奶类。
- 叶酸——动物肝脏、肾脏、蛋类、豆类、绿叶蔬菜、水果和坚果类。

大家发现没有，动物肝脏简直就是维生素大库房，所以营养师们都特别喜欢动物肝脏。

但是大家经常困惑，肝脏是解毒器官，是不是里面有许多毒素呀？实际上这是个天大的误区，肝脏是排毒器官，不是存毒器官，如果肝脏每天给自已积累 1 克毒素，想想看，那 40 岁的人肝脏岂不成大脓疱了？

维生素 B 族这么重要，补充时要充分考虑到它的 3 个特性。

第一，维生素 B 族属于水溶性维生素，很容易丢失，在体内的滞留时间只有数小时，所以必须每日补充，尤其是夏天和出汗多的时候。

第二，维生素 B 族像个球队，球员之间相互配合才能取得胜利，也就是说不要单独补一种，比如一些人经常口腔溃疡，明显是缺乏维生素 B_2，但如果只是补了维生素 B_2，很快症状又会复发。如果把各种维生素 B 族一起补，好得快，还不容易复发。

第三，维生素 B_1、维生素 B_2、维生素 B_6 之间的优质配比是 1：1：1。

维生素 C 平衡：最好每天吃 3 种以上水果

维生素 C 在皮下、血液中、细胞内外都起着抗氧化的作用，参与胶原蛋白的形成。当缺乏维生素 C 时，胶原蛋白形成障碍，会造成创伤愈合延缓和不同程度的出血。

此外，肾上腺皮质激素的合成与释放也需维生素 C 参与。

维生素 C 能促进抗体形成，增强抵抗力。

如果体内的毒物如铅、苯、砷及某些药物和细菌、毒素蓄积，给予大量的维生素 C 可缓解其毒性。

◆ 维生素 C 缺乏的表现：牙龈出血、贫血、心衰等

维生素 C 缺乏症又称为坏血病，早期症状是倦怠、疲乏、急躁、呼吸

急促、牙龈疼痛出血、伤口愈合不良、关节肌肉短暂性疼痛、易骨折等。

典型症状是牙龈肿胀出血、牙床溃烂、牙齿松动、毛细血管脆性增加。严重者可导致皮下、肌肉和关节出血及血肿形成，最终出现贫血，心脏衰竭，直至死亡。

我在门诊经常遇到一类患者，说只要吃一点阿司匹林就皮下出血，经常纠结要不要吃阿司匹林。

我一问平时如何吃水果，回答都差不多："血糖高，哪敢吃呀。"要不就说："老了，咬不动。"

每次我都会和患者说，不能因噎废食，不吃水果哪儿来的维生素 C？咬不动可以榨汁喝；怕血糖高，还有血糖高的吃法。很多患者照着我说的去做，身体状况大为改善。

◆ 维生素 C 缺乏的补救措施

维生素 C 主要来源于新鲜蔬菜与水果，如韭菜、菠菜、柿子椒等深色蔬菜和花椰菜，以及柑橘、山楂、柚子等水果，野生的苋菜、刺梨、沙棘、猕猴桃、酸枣等维生素 C 含量尤其丰富。

需要说明的是，中国人的饮食习惯中，蔬菜基本上是炒熟了吃，但维生素 C 怕热，这样会损失很多维生素 C。因此水果就成了中国人维生素 C 的主要来源。但是许多人一周不见得能吃一次水果，甚至看着水果烂了都不去吃，大家主要是没有意识到水果对人体的保健作用。

一个人一天最好吃 3 种以上水果，合起来半斤以上。当然如果服用天然的维生素 C 片也是一个很好的补充方法。

维生素平衡小结

每一种维生素的缺乏都会给身体健康带来严重的问题，而化学合成的维生素还远达不到天然维生素的效果。

补充维生素，我们要对症下药、量体裁衣，根据自己的症状，判断自己所缺的维生素种类，然后吃相对应的肉类、果蔬。

不过，要时刻强调的一点就是，维生素有两类，即脂溶性的和水溶性的。水溶性的不怕摄入过多，就怕不够；脂溶性的如果摄入过多，就会导致中毒。

矿物质平衡：四两拨千斤

矿物质其实就是体内的各种离子，它们在人体内虽然含量很少，却有着四两拨千斤的作用。我们的身体每天都处在各种平衡中，不管是前面讲到的大分子的碳水化合物、蛋白质、脂类，还是后面要讲到的更细小的离子，打破任何一种平衡，都会让人生病。而离子的不平衡常常在不经意间，如果你不知道离子失衡的症状，很有可能，你根本不会意识到自己在缺矿物质，更不会采取措施去补救。而不补救的结果，就是百病缠身。

矿物质的摄入要遵循适量和天然原则

一个人身上有 50 多种矿物质，每一种都是经过我们嘴巴一点一点进入身体的。每一天都有一定数量的矿物质通过各种途径如泌尿道、肠道、汗腺、皮肤、脱落细胞以及头发、指甲等排出体外。

矿物质有以下几点功能是必须记牢的：

• 有构成你身体"钢筋水泥"的矿物质。如钙、磷、镁，它们是骨骼和牙齿的重要材料，相当于"钢筋"；而磷、硫是构成体内某些蛋白质的成分，相当于"水泥"。

• 有维持你身体里内在压力的矿物质。如钠、钾、氯等与蛋白质共同构成组织的渗透压，实现体内的水平衡。

• 有给你身体"调味儿"的矿物质。钙、镁、钾、钠构成碱性离子，硫、磷、氯构成酸性离子，共同控制着体内的酸碱平衡。

• 有让你体内细胞一直兴奋的矿物质。这就是各种无机离子，特别是钾、钠、钙、镁离子。你可能会疑惑，这几种离子在维持压力的作用里也见过。别奇怪，体内的各种离子往往身兼数职，它们通过不同的排列组合执行不同的功能。

• 有构成体内特殊物质的矿物质。比如铁构成血红蛋白和细胞色素酶系，碘构成甲状腺素和谷胱甘肽过氧化物酶。这些物质就是一些激素和酶。打个比方，激素和酶就相当于"扩音器"，把信息扩大后传出去，让身体内更多的细胞能感知到这个信号。

矿物质还会构成"扩音器"的开关，这个开关的名称就叫作酶系统的活化剂，如氯离子会激活唾液淀粉酶，盐酸会激活胃蛋白酶，镁离子会激活氧化磷酸化酶类等。

矿物质平衡主要强调种类全面，摄入的数量要与人体需求量相当。

矿物质很容易缺乏，每一天都要注意补充，但是在补充矿物质时还需要注意一些问题：

第一，不要过量，尤其是微量元素。微量元素在体内虽然需求很少，但其生理剂量与中毒剂量比较接近，摄入过多易产生毒性，如氟中毒、铝中毒、铅中毒。微量元素有哪些？一般认为维持正常生命活动必不可少的微量元素有铁、锌、碘、氟、铜、钼、锰、铬、镍、钒、锡、硅、钴、硒14种。由于是微量元素，不可过多补充。

第二，尽量选择从食物中补充。食补安全，吸收好。

第三，缺什么补什么。一方面，矿物质千万不要乱补，因为吃进去的矿物质要参与生理功能，会对生理代谢产生影响。另一方面，多余的矿物质身体会努力排出，从哪里排呢？首先是肾脏，其次是皮肤。所以现在总在讲出汗排毒，汗液中有许多金属毒素就是矿物质。矿物质如果在肾脏堆积，轻则患上肾结石，重则发生肾功能衰竭、肾癌。

第四，关注自己所处环境。地壳中矿物质元素分布不平衡，若表层土壤中某种矿物质元素含量过低或过高，都会导致人群因长期摄入本地的食物或饮用水而引发亚临床症状甚至疾病。所以不是别人要补硒你也要补硒，实际上中国硒元素缺乏的地区很少。

第五，记住自己的基因表达。基因表达能力大多数是从小养成的。在妈妈肚子里的时候妈妈爱吃的食物和婴幼儿时期常吃的食物对一个人一生都有影响，这种影响不仅是对味道念念不忘，还表现在吸收和耐受能力上。比如从小喝牛奶长大的孩子对各种奶制品都很耐受；海边长大的孩子对碘的需求量要大于内陆的孩子。

钙平衡：和维生素 D 关系最紧密

钙在人体内有两种状态，即游离的和沉积的。游离的钙简称游离钙，就是在血液中四处游荡的钙离子，也被称为血清钙，约占钙总量的 1%。另外 99% 的钙沉积在骨骼和牙齿中，被称为骨骼钙，既起到坚固的作用，同时也是钙的储存形式，大家都非常熟悉。

◆ 钙不只是骨骼原料

游离的钙虽然只占人体钙总量的 1%，却发挥着最重要的功能——维持神经肌肉的正常活动。如果血清钙浓度下降，神经肌肉的兴奋性会增高，就会表现为肌肉抽搐、神经传导异常。

此外，游离钙是体内某些重要酶的辅酶，参与凝血过程。如果没有它的参与，血液将不会凝固。

一般状态下，游离钙与骨骼钙维持着动态平衡，钙的摄入和排出也维持着动态的平衡，多余的钙会通过泌尿系统、肠道和汗腺排出，以肠道和汗液排钙为主。

◆ 钙缺乏的表现：腿抽筋、哮喘、血压高等

早期钙缺乏主要表现为神经肌肉的兴奋，出现这种症状时身体已缺钙，但是血钙浓度测出来是正常的。如果是孩子，主要表现为生长痛、枕秃、出汗多、出牙晚。成人和孩子都会出现腿抽筋、睡眠质量差、烦躁、易怒、出虚汗、过敏等症状，另外还有一些人会表现为夜里磨牙、肠痉挛等。

当一个人已经表现出骨骼和牙齿缺钙或者因缺钙引起哮喘、血压高等问题时，说明这个人的身体已经处于晚期钙缺乏。

晚期钙缺乏在儿童主要表现为身材不够高，或者佝偻病；成年人会出现明显的骨质疏松表现、脚后跟疼、驼背、身高降低、髋部的股骨颈骨折、前臂骨折、胸腰椎的压缩性骨折等。

我有一位朋友，男性，42 岁，一次上楼时不小心崴了脚，没想到拍片显示有骨折线，说明有轻度的骨折，同时有很明显的骨质疏松表现。他很困惑，问了我许多问题，很有代表性。

他说："人家说老年人容易骨折，女性更年期后容易骨折，我可不属于这个范围。我还特别注意不吃甜食、不喝汽水，因为人家说吃甜食、喝甜饮料会引起骨质疏松。那我怎么还会出现骨折呢？"

我说："是的，年龄是个因素，但是造成骨质疏松的原因有很多，比如缺钙、缺乏运动。你平时喝牛奶吗？"

"我一直认为喝牛奶补钙是老年人和小孩的事情，我这年龄、这身板，正当壮年，所以基本上不喝牛奶。"

我告诉他："喝牛奶是最好的补钙方法，芝麻、虾皮、海带等食物含钙

量也较多。另外钙充足也不一定就不患骨质疏松，人体中要有一定的维生素D才能使吸收的钙质沉积在骨头上。现在的年轻人在室内活动多，缺乏户外运动的机会，而多晒日光是获取维生素D的简易方法。维生素D的活性不高，必须经肝脏及肾脏的酶转换之后作为一种激素重新进入循环，调节钙和磷的吸收，促进骨骼的生长和重构，所以肝脏、肾脏有问题的人也会出现骨质疏松。现在中青年出现缺钙的主要原因一个是缺乏户外运动，胆固醇不能转化为维生素D_3，另一个原因是不注意喝牛奶。"

朋友大呼："我明白了，这两条错误我都有，我不喝牛奶，出门开车，平时用电脑多，很少去锻炼。"

大多数人都不重视缺钙的早期症状和预防，当骨折了才发现补钙很重要，这是不是太晚了？有些老年人甚至因为骨折加速了衰老。早期缺钙有许多症状表现，比如出虚汗、夜里磨牙、全身骨头疼等，我们都要注意早点发现这些征兆，及时补钙。

钙缺乏的原因很多，主要有以下6种情况：

第一，钙的摄入不足。不喝牛奶或奶制品，偏食。

第二，维生素D不足。足不出户，晒不到太阳，或者摄入动物性食物中的维生素D不够，另外就是该补维生素D的时候没有去补。

第三，合作成员不对。钙在代谢的过程中，以及在保持骨骼健康的过程中需要许多其他营养素的参与，比如蛋白质、维生素D、维生素A、镁、磷、锰、硅、铁，还有肠道微生物的参与，每一个成员都不可缺少。

第四，药物影响。比如肾上腺皮质激素的影响。

第五，疾病影响。肾功能衰竭和肝功能衰竭时。

第六，补钙方法不对。用无机钙[1]代替有机钙就是非常错误的做法。

一个人的血钙低于正常水平时，说明人体的这种代偿能力[2]已经基本失灵，很多症状开始出现，腿抽筋、骨质疏松已经算是小事，很有可能患者已经出现心血管问题、血压问题、过敏问题和严重失眠问题，所以我们要重视补钙。

◆ 补钙奶制品是首选

经常有患者拿着化验单问我："夏大夫，我这个化验单上血钙是正常的，怎么还说我缺钙呀？"

与骨骼钙相比，游离钙要重要得多，因为游离钙不但与肌肉收缩、神经传导、细胞的信息传递有关，还与心脏的收缩、心律有关。人的自我调节机制是当身体中某种营养素总量不够时，要先供给重要器官用，相对不重要的器官组织只好被牺牲掉。于是缺钙时首先是骨头和牙齿做些牺牲，释放出一些钙，保证游离钙的正常。

所以即使此时这个人血钙检查正常，也可以表现为骨质疏松或牙齿不够坚固。

---

[1]无机钙主要有碳酸钙、氯化钙、磷酸钙等，不含蛋白质和营养元素，容易受重金属污染，与人体细胞缺乏亲和力，不容易被人体吸收。

[2]代偿能力：当人体某个器官或组织发生病变时，由原器官的健全部分或其他器官来代替补偿它的功能。

有人说：中国人都缺钙。这句话不好听，但是事实。中国人目前平均每日钙摄入量为 400 毫克，只达到《中国居民膳食指南（2016）》中钙摄入推荐量的一半。《中国居民膳食指南（2016）》中成人钙摄入推荐量是 800 毫克／日，美国的推荐量是 1200 毫克／日。日本从"二战"后就鼓励喝牛奶，因而现在日本年轻人的身高高出老一辈很多。

钙的最好来源是奶和奶制品，奶中不但钙含量丰富，而且吸收率也很高，具体包括牛奶、羊奶、驴奶、酸奶、奶酪、奶片，等等。每天最好喝 300 毫升牛奶。如果能够吃奶酪就更好了，因为在所有的奶制品中奶酪含钙量最高，同时也好消化。

不能耐受奶制品的人怎么办呢？还有一些食物含钙较高，要注意经常摄取，包括芝麻、芝麻酱、虾皮、海藻类（海带、紫菜、裙带菜）、大杏仁、西蓝花、豆类、瓜子，等等。

需要注意的是动物类食品中的钙比植物类食品中的钙吸收率高。

虽然我总是苦口婆心地给患者们说要多补钙，可实际操作中还是出现了各种各样的问题。对此，我把这些问题做一个总结，希望给广大读者一个借鉴。

很多人说补钙效果不好，你看看你的情况，是否属于下述其中一项？

第一，年龄。

婴儿对钙的吸收率超过 50%，儿童约为 40%，成年人仅 20% 左右。所以大人和孩子喝同等量的牛奶，大人实际上只吸收了孩子的一半。因此，补钙也是有窗口期的。

第二，某些蔬菜会影响钙的吸收。

比如菠菜、苋菜、竹笋和葱中的草酸可在肠腔内与钙结合成不溶解的钙盐，经肠道排出体外，但这件事可别理解错了，这是好事也是坏事。

经常有人问我，听说吃小葱拌豆腐会得肾结石。其实这个认知是错误的。豆腐中的钙与草酸会在胃肠道里结合，之后从肠道排出，钙吸收虽然少了，但是也减少了得肾结石的机会。

第三，脂肪。

脂肪应该在空肠吸收，但是当脂肪酶不足时，一些脂肪不被消化就会形成脂肪泻，这些脂肪会与钙结合排出体外，影响钙的吸收。

第四，药物。

如抗酸药、四环素、肝素会影响钙的吸收。

第五，激素。

例如，维生素 D、甲状旁腺素、降钙素和钙调素等都会影响钙的吸收。

如果你属于上述几种情况的一种，并且对自己的补钙效果不满意，那么现在你就明白了。事实上，补钙效果不好并不是因为食物中钙的含量不够，而是跟自身的吸收能力有关，跟一块儿摄入的其他食物或者药物有关。

镁平衡：马拉松一族最容易出现镁流失

成人体内含镁 20 ~ 30 克，其中 60％以上的镁集中在骨骼和牙齿中，25％分布在肌肉组织中，细胞外液中的镁仅占 1％。

◆ **镁是生命活动的激活剂**

镁在人体的生命活动中扮演着十分重要的角色。人之所以活着，全靠人体内一系列复杂的生物化学反应维持着生命活动，而催化这些生化反应需要上千种酶（生物催化剂）。

国外科学家研究发现，镁可激活 325 个酶系统，因此把镁称为生命活动的激活剂是当之无愧的。

镁，主要浓集于线粒体中，线粒体通过消耗镁来促进能量的产生。什么器官需要能量最多？心脏啊，心脏 24 小时不停地收缩，还有肌肉也需要很多能量。由此可见，镁对生命有多么重要。

细胞外液中的镁虽然只占体内镁总量的 1%，却与钙、钾、钠离子共同维持着神经肌肉的兴奋性，维持心肌的正常结构和功能以及心脏活动的正常节律。

另外，通过吸收食物中的镁与钙，我们合成了自己的骨骼和牙齿。

当然，镁也是要排泄的，以从尿液中排出为主，肠道和汗液排出为辅。

◆ **镁缺乏的表现：神经系统和心肌会"报警"**

早期缺镁常表现为胃肠道的症状，比如厌食、恶心、呕吐等。镁缺乏加重时会出现相应的神经症状，比如记忆力减退、精神紧张、易激动、神志不清、烦躁不安、手足徐动等症状。严重时，可有癫痫和心律失常发作。

长跑运动员或在闷热潮湿的环境中体力活动过多的人会出大量的汗，大量的镁随汗液排出，容易引起缺镁，引发上述症状。这些人要格外注意镁的补充。

看到这里，你肯定会问了，缺了镁到底怎么补回来？

◆ 镁藏在新鲜绿叶菜和海产品中

含镁多的食物多为植物性食物，特别是新鲜的绿叶蔬菜。但是由于新鲜绿叶蔬菜中还含有草酸、植酸等物质，这些物质会阻止镁的吸收，所以想补镁，在吃绿叶蔬菜时最好用开水焯一下。

坚果、粗粮和豆类也不错，海产品中的镁不仅含量高，而且容易吸收，所以大家可以多吃一些海带、紫菜和裙带菜。

蛋白质类也要多吃，因为多摄食蛋白质所分解的氨基酸有利于镁的吸收，临床上爱吃蛋白质和乳类制品的人就常常不缺镁。

另外，对正常人来说，由于肾的调节作用，食物中的镁摄入过多一般不会发生镁中毒。但当一个患者肾功能不全，又需要服用大剂量的药物性镁时，就容易发生镁中毒。

由于镁与钙、钾、钠离子共同维持着神经肌肉的兴奋性，所以如果患者出现肌肉抽搐，就是咱们平时所说的"抽筋"，我们脑海中要反应的是"一定缺钙，还有可能缺镁"。所以一来一定要补充钙，二来看看补钙效果；如果补钙效果不好，还要关注是不是缺镁。

铁平衡：水果是最好的补铁伴侣

人体中铁总量为 4 ~ 5 克，包括功能性铁和储存铁。

功能性铁就是身体内正在用的铁，包括血红蛋白（占铁总量的 60%～75%）、肌红蛋白（占铁总量的 3%～5%）和各种含铁酶类（占铁总量的 1%）中的铁。它们的功能不同，血红蛋白在血液中运输氧气，肌红蛋白在肌肉中运输和储存氧气，各种酶参与体内的生化反应。

除了这些正在用的铁，还有近 25% 的铁在肝、脾和骨髓中以铁蛋白和含铁血黄素的形式存在。储存铁大多数情况下在"仓库"中基本上不用，所以我们在此就只讲功能性铁的作用。

◆ **没有氧则窒息，没有铁则缺氧**

第一，功能性铁参与血红蛋白（红细胞内）、肌红蛋白（肌肉内）的形成。我们都知道红细胞的主要作用就是运输氧，供给全身各处使用。

所以，有了铁我们才能利用氧。有了氧，三大产能营养素才能燃烧产生能量，维持生命的基本运转。"没有氧则窒息，没有铁则缺氧"。

第二，功能性铁参与人体很多酶的组成，尤其是氧化呼吸酶类，而酶决定着化学反应的进程。所以，从这个层面来说，铁决定着人体的代谢速度。

第三，铁还影响蛋白质和脱氧核糖核酸的合成。脱氧核糖核酸其实就是众所周知的 DNA——细胞的遗传物质。若因为缺铁导致遗传物质合成不足，则肝脏的发育会减慢，肝细胞及其他细胞内的线粒体与微粒体发生异常，影响生长期孩子的身高发育，严重者会导致贫血。

第四，铁和免疫功能也息息相关。实验表明，缺铁时，中性粒细胞的杀菌能力降低，淋巴细胞的作用受损，在补充铁后免疫功能可以得到改善。所以，凡是贫血的人，感冒、发烧会经常发生。

◆ 铁缺乏的典型性表现：贫血

缺铁的临床症状很多，最常见的是贫血。

贫血的发生是隐伏的，进展缓慢，患者常能很好地适应，并能继续从事工作，不易察觉。但在日常生活中还是会有一些不适，表现出来的症状有头晕、头痛、乏力、易倦、心悸，活动后气短、眼花、耳鸣等。

还有一些特殊表现会被忽视：口角炎、舌乳突萎缩、舌炎，严重的缺铁可有匙状指甲 (反甲)、食欲减退、恶心及便秘等。

若是儿童缺铁，则常出现生长发育迟缓或行为异常的情况，表现为烦躁、易怒、上课注意力不集中及学习成绩下降。还有一种比较极端的异食癖，是缺铁的特殊表现，但目前其发生的机制仍然不是很清楚。患者常控制不住地拼命进食一种"食物"，如冰块、黏土、淀粉等。经铁剂治疗后，症状可消失。

缺铁不易被察觉，但其实有很多身体特征会提醒我们，如皮肤黏膜苍白，毛发干枯，口唇角化，指甲扁平、失光泽、易碎裂，约 18% 的患者有反甲，约 10% 的患者脾脏轻度肿大。

有一次，一个女患者因为睡眠不好和消化不良来看病。

她 48 岁，看着却像是 38 岁，她化妆很浓，加上皮肤护理得很好，完全猜不到年龄。

我们营养科大夫看患者有个习惯，不仅看脸，还要看全身，从头看到脚。

她很瘦，BMI 为 17.5，穿着很漂亮。但是再看看她的胳膊和腿，问题就显现出来了。她四肢皮肤苍白、干枯，指甲薄薄的，向上翘着。

她说这些年睡眠非常不好，即便是睡着了也睡得很浅，还爱做噩梦。没有食欲，经常反酸嗳气，腹部胀痛，做了胃镜诊断为萎缩性胃炎。她非常容易感冒，每一次患感冒总要两周才能好。她的血压比较低，90/60 毫米汞柱，血糖正常，血脂也正常。

她把这些年的检查单子放在我面前，厚厚的一沓，然后一转身又从一个大塑料袋里拿出一堆片子，有头颅核磁、心脏片子，还有胸片。

我问她为什么做这么多检查，她说："我心慌，怀疑是心脏问题，去心内科，医生说没大事。我不明白什么叫没大事，有大事不就麻烦了吗？我让他们给我做最好的检查，也没查出问题。后来我又去了神经内科，做了核磁，说有点问题。我是不是供血不足呀？"

患者的焦虑我们做医生的非常理解，即便是所有的检查都没发现问题，她也一定会因为身体不舒服，忍不住心神不定、疑神疑鬼。再看头颅核磁报告单，写的是"大脑白质区白质脱髓鞘"，这和供血不足没有任何关系。我想，她一定经常头晕。

果然她说："我一站起来就头晕，眼前有些发黑，平时双耳还嗡嗡作响。"

生化单没什么问题，但是血常规化验单中有好几项上上下下的箭头。淋巴细胞比值很低，说明此患者平时的免疫力很低；血色素只有 8.9 克，诊断结果很清楚，是营养不良伴有贫血。

我询问她的饮食习惯。她说："我隔一天吃一个鸡蛋，比较注意吃鱼，不是说四条腿的肉不好吗？我只吃鱼和虾，红肉是不吃的。我不喜欢喝牛奶，每天早上喝一杯豆浆，还有五谷杂粮和豆类。"

我再问她："你现在还有月经吗？"

她皱着眉头说："多，而且一个月两次，可烦人了。"

我明白了，她是出血多并且不吃红肉，导致身体缺乏蛋白质和卟啉铁。

我问她之前是怎么治疗贫血的。她说："我知道我贫血，去过内科，医生给的补铁药吃了后胃疼，就不吃了。由于我总反酸，医生又给我开了法莫替丁。我平时很注意多吃菠菜，大家都说菠菜里铁多。"

听到这里，我们可以总结一下了，这个患者有以下认识误区：

第一，鱼、虾里只有很少的铁，所以总是吃海鲜不吃红肉的人容易出现缺铁性贫血。而每 100 克牛肉含铁 3.2 毫克，每 100 克鸡肉含铁 1.4 毫克，每 100 克鱼肉含铁 0.8 毫克，这说明什么？牛肉含铁量是鱼肉的 4 倍，所以要补铁就要多吃牛肉，而不是像这位患者一样不吃红肉。

第二，法莫替丁这类抑酸药会抑制铁的吸收，所以缺铁的患者要注意避免服用这类药。

第三，鸡蛋的铁含量比较低，不足以满足患者的需求。因为受到草酸和植酸的影响，植物中的铁吸收率也很低。

我把这些误区一个个讲解给患者，让她重新调整饮食习惯，尤其是由于长时期缺氧、缺乏大脑必需的营养素，大脑里的髓鞘已经开始脱失，这一点尤为紧迫。这位患者这么年轻，大脑营养素的缺乏极其明显，一定要把饮食调整过来，才能把吃出来的病吃回去。

◆ 补铁多吃动物肝脏、全血、肉鱼禽

那么，怎样补铁才能更好地吸收？怎样补充效率更高呢？

血红素铁的吸收率比较高。此种类型的铁既不受植酸等抑制因素的影响，也不受维生素 C 等促进因素的影响，所以我们会建议贫血的患者首先选择补充血红素铁。血红素铁存在于红细胞和红色的肌肉中，也就是各类血制品，比如鸭血、血豆腐，以及红肉和肝脏。

有一次，我和几个年轻人一起吃饭。其中有一个 20 多岁的女孩子，长得很漂亮，但我觉得她面色比较苍白。我一开始并没有说出我的感觉，只是观察她吃饭的情况。

她一边吃饭一边说："我喜欢吃蔬菜，吃鱼，不喜欢吃肉，尤其是猪肉、羊肉都不喜欢，鸡肉偶尔吃一点儿。"

我说："如果不吃红肉会很容易贫血，而且容易出现怕冷、头晕、心悸等症状。"

她眨眨眼看着我："夏老师，您说得真准。我就贫血，而且怕冷、头晕、心悸我都有，爬一层楼都会喘。"

我告诉她："以后还会影响智力，因为脑细胞最怕缺氧。"

这个姑娘"啊"了一声，立即伸出筷子去夹牛肉，可爱极了。

　　铁离子必须与蛋白质等有机物结合才能被吸收，而蛋白质普遍存在于肉、蛋、奶等荤腥中，所以吃素的人很容易贫血。

　　许多人在吃菠菜时很纠结，一方面说菠菜里有草酸、植酸，影响钙的吸收；另一方面又说菠菜含铁多，要多吃补铁。实际上，菠菜中的铁不太容易被吸收利用，为什么？因为植物中的铁是非血红素铁，菠菜中的植酸、草酸、鞣酸等可与非血红素铁形成不溶性的铁盐而阻止铁的吸收，所以植物中的铁吸收利用率比较低。

　　人也是动物，从动物中获得的营养素对人类来讲吸收率和利用率都会比较高。我们经常提到的"024"是什么意思呢？"0"就是没有腿的鱼要多吃，"2"就是鸡鸭这样的禽类排第二位吃，"4"就是最后才选择四条腿的猪、牛、羊，但是希望以后大家可以做到将红肉和鱼肉的摄入比例调整为 1∶1，对贫血的人来讲红肉甚至要更多些。

　　说了这么多，临床上还是有很多患者说补铁的效果不好。我想了想，可能是下面的几点因素造成的：药物、胃酸和维生素。

　　碱性药物可使非血红素铁形成难溶的氢氧化铁，阻碍铁的吸收。比如一些人有反酸症状时常常服用碳酸氢钠或者抑酸药，升高胃酸的 pH 值，让胃里不那么酸的同时也阻碍了铁的吸收，这样容易引起缺铁性贫血。

　　维生素 C 与铁同吃也会促进铁的吸收，它是铁吸收的助力剂。所以补铁的人还要看看自己平时吃水果了吗？维生素 B 族有没有补充？

　　希望大家能避开影响铁吸收的因素，多摄入促进铁吸收的营养素，做到平衡膳食不缺铁。

锌平衡：每日摄取量不要超过 15 毫克

成人体内含锌 2 ~ 2.5 克，主要分布于肌肉、骨骼、皮肤、眼组织的视网膜及脉络膜、前列腺以及精液中。

◆ 锌对成长发育极其重要

锌的作用非常重要，很多朋友尤其是儿童家长会比较熟悉，因为它能促进生长发育和组织再生，利于伤口愈合，对毛发、指甲及口腔黏膜等多处部位有修补作用，并且可以调节基因表现，维持味觉功能与促进食欲，促进胰岛素的正常分泌，支持增强大脑记忆系统，影响体内维生素 A 的代谢，参与机体的免疫功能，还是酵素的重要组成成分。

人体内的锌主要从肠道、泌尿系统和汗腺排出。

◆ 锌的缺乏症状：发育迟缓、食欲不振等

锌缺乏的表现有很多，如生长发育迟缓、食欲不振、味觉减退甚至异食癖（吃一些很怪的东西，比如吃土、吃墙皮）等，还有性成熟推迟、第二性征发育不全、性机能低下。

不仅如此，如果人体缺乏锌元素，创伤则不易愈合，免疫功能也会降低，易于感染。如果孕妇缺锌，还会导致胎儿畸形。另外，胰岛素功能减退也与锌元素缺乏有关。

◆ 补锌首选牡蛎

锌主要存在于动物性食物中，含量最高的是牡蛎，其次是动物内脏，再者是牛、猪、羊肉，蛋类也不错，豆类、粮食、蔬菜、水果中锌含量则很低。

动物性食物中锌不仅含量高，而且吸收率也比植物性食品高，如肉类中锌的吸收率高达 30% ～ 40%，而植物性食物中的锌的吸收率一般只有10% ～ 20%。

锌是微量元素，人体每天的需求量不到 15 毫克。有的人以为锌摄入越多越好，大家千万别忘了，锌是由肾和汗腺排出的，如果吃太多补锌的保健品，锌会在肾脏沉积，造成肾损伤。

所以经常吃一些动物性食品，尤其牡蛎之类的海产品，不会缺锌而且也不易过量，不会造成身体负担。

锌的吸收会受到很多因素的影响，膳食因素中的植酸、膳食纤维以及过多的铜、镉、钙和亚铁离子等会妨碍锌的吸收，而维生素 D、柠檬酸盐等则有利于锌的吸收。

碘平衡：缺乏和过量都致病

成人体内含碘 20 ～ 50 毫克，其中 50% 分布在肌肉，20% 分布在甲状腺，10% 分布在皮肤，6% 分布在骨骼，其余存在于其他内分泌腺及中枢神经系统。血液中的碘主要为蛋白结合碘（PBI），含量为 40 ～ 80 微克 / 升。

◆ 碘是甲状腺素的重要原料

碘是大家非常熟悉的一种微量元素，它在体内主要参与甲状腺素的合成。

甲状腺素的生理功能是维持和调节机体的代谢，促进生长发育。它能促进生物氧化，协调氧化磷酸化过程，调节能量的转化，并且对蛋白质、碳水化合物、脂肪的代谢以及水盐代谢都有重要影响。

饮食中的碘多为无机碘化物，在胃肠道可被迅速吸收，随血液流送至全身组织。甲状腺摄碘能力最强，因此甲状腺碘含量为血浆的 25 倍以上，可用于合成甲状腺素（T_4）和三碘甲状腺原氨酸（T_3），并与甲状腺球蛋白结合而储存。甲状腺素被分解代谢后，部分碘被重新利用，其余碘主要经肾脏排出体外。

◆ 碘失衡的症状：甲状腺肿

其他元素大多只会出现缺乏的症状，而碘不同，缺乏和过量的人群都存在。

饮食中长期摄入不足或生理需求量增加，都可引起碘缺乏。缺碘会使甲状腺素分泌不足，生物氧化过程受到抑制，基础代谢率降低，并可引起甲状腺代偿性增生、肥大，出现甲状腺肿，多见于青春期、妊娠期和哺乳期。

胎儿期和新生儿期缺碘还可引起呆小症，又称克汀病。患儿表现为生长停滞、发育不全、智力低下、聋哑，形似侏儒。

碘缺乏常具有地区性特点，称为地方性甲状腺肿。内陆山区的土壤和水中含碘较少，食物中碘的含量不高，属于碘缺乏比较高发的地区。如果长期大量摄入含碘高的食物，以及摄入过量的碘剂，均可致高碘性甲状腺肿。

◆ 海产品含碘最丰富

我国建议每日膳食中碘的供给量为成人 150 微克，孕妇和哺乳期女性 200 微克。含碘较多的食物是海产食物，如海带、紫菜、海发菜、贻贝、海参、干贝、海鱼、海虾、蚶等。

矿物质平衡小结

讲了这么多，大家可能觉得比较复杂，其实，矿物质的摄取方式大家简单记住以下四点就可以了。

第一，矿物质因为必须来自外界，所以如果不注意摄入就很容易缺乏，需要重视。

第二，矿物质在人体中的含量不到 5%，但是人体的几乎所有重要功能它都会涉及，必须重视。

第三，食物与药品中矿物质营养素的区别。从食物中摄取的矿物质一般不会中毒；而一些微量元素（也属于矿物质），尤其是通过药品来补充的，如果短时间内摄入过多易中毒，甚至成为潜在的致癌物质。微量元素指的就是占人体体重的 0.01% 以下且为人体所必需的一些元素，如铁、硅、锌、铜、碘、溴、硒、锰等。

　　人体所需的微量元素大多能在食物中找到。一瓶补铁的口服液其铁元素含量不见得比一根鸡腿的铁含量多，而且鸡肉中的铁是血红素铁，很容易被人体吸收利用。所以，给孩子补充微量元素，家长要做的不是去药店，而是平时多下厨房。

　　第四，注意食物中植物性与动物性矿物质的差别。矿物质既来自植物类食物，也来自动物类食物。相对来说，来自动物类食物中的矿物质更好吸收。

表1　常量元素营养对照

类别	主要功能	需要量/日	推荐食品
钙	构成骨骼、牙齿，与镇静神经、血液凝结、肌肉收缩舒张和腺体分泌激素有关	800～1000毫克	乳制品、蔬菜、骨制品
磷	构成骨骼、牙齿，协助糖和脂肪的吸收与代谢，维持酸碱平衡	700毫克	谷类和含蛋白质丰富的食品
镁	构成骨骼、牙齿，调节神经和肌肉活动，维持许多代谢酶的功能	350毫克	绿色蔬菜、肉类、坚果、谷类
钾	调节神经功能，维持酸碱平衡，参与碳水化合物和蛋白质的代谢，参与胰岛素分泌，降血压	2000毫克	豆类、水果、蔬菜、肉类
钠	调节神经和肌肉活动，维持酸碱平衡，维持血压	1800～2200毫克	食盐、酱油、腌制食品
氯	调节酸碱平衡，调节水分交换，参与胃酸形成	2800～3400毫克	食物中广泛存在

表 2　微量元素营养对照

类别	主 要 功 能	需要量 / 日	推荐食品
铁	维持正常生长发育和免疫功能、造血功能	15 ~ 20 毫克	肝脏、肉类、蛋黄、坚果、豆类
铜	促进血红蛋白的形成，是很多酶类的重要组成成分	2 毫克	肝、鱼、肉、坚果
硒	参与谷胱甘肽过氧化酶和心肌细胞线粒体的代谢	50 微克	谷类、肉类、海产品
碘	合成甲状腺素（T_4）和三碘甲状腺原氨酸（T_3）	0.15 毫克	海产品、乳制品、鱼类
锌	参与营养代谢，促进伤口愈合，促进正常的性成熟	11.5 毫克	初乳、肉、鱼、全谷类、苹果
锰	增强肌肉、骨骼、神经和造血功能	3.5 毫克	绿色蔬菜、豆类、茶叶
氟	构成骨骼、牙齿	1.5 毫克	海产品、饮用水

注：相关数据均引自人民卫生出版社 2004 年出版的《中国营养科学全书》，需要量参照成人标准。

膳食纤维平衡：粗粮吃多了会营养不良

很多年前，人们对膳食纤维的认识还有偏颇，认为它是食物中最"没营养"的成分。这些年随着营养学的发展，人们越来越重视膳食纤维在平衡膳食中的作用。

膳食纤维是肠道菌群的最爱

蔬菜里的维生素、矿物质和水在肠道被吸收，进入血液，余下的是什么？是膳食纤维。它穿过小肠，来到了大肠。这里有许许多多的细菌开着欢迎大会，喜笑颜开，口水横流，因为它是细菌的食物。

在肠道中能够被细菌发酵分解的膳食纤维称为可溶性膳食纤维，它们是肠道细菌的食物，可促进细菌的繁殖，增加粪便中的细菌数量。

还有一类膳食纤维不能被细菌发酵，穿肠而过，可以促进肠蠕动，加速粪便的排泄。

膳食纤维分为两大类：

第一，可溶性膳食纤维。

它不是被人体直接消耗了，而是被肠道细菌吃了，转化为细菌的能量，有助于肠道正常菌群的繁殖。这种可溶性膳食纤维包括胶质、树胶、菊粉、低聚糖等，主要存在于水果、蔬菜、海带、紫菜及豆类中。

第二，非可溶性膳食纤维。

　　它不易被细菌发酵，包括纤维素、半纤维素、木质素、抗性淀粉等，主要存在于粗粮、豆类种子的外皮、植物的茎和叶中。

　　膳食纤维的四大功能说起来，会让很多人眼前一亮，深受肠道菌群喜欢的它，功能实在是强大。

　　第一，有利于通便。

　　不可溶性膳食纤维可以加速肠道内容物的排泄。

　　第二，有利于减肥。

　　由于膳食纤维多的食物能量密度低，并且有饱腹感，因此适用于减肥。

　　第三，有利于预防结肠癌。

　　益生菌的增加具有保护肠道黏膜和滋养结肠的功效，并且可以抑制致病菌对结肠黏膜的伤害。当结肠细菌得不到可溶性膳食纤维时，会造成益生菌减少，结肠癌的发生率增加。

　　第四，有利于降低餐后血糖。

　　膳食纤维会减缓食物的吸收速度，有利于减缓血糖上升的速度，所以糖尿病人要多吃一些蔬菜、薯类这些含膳食纤维多的食物。

膳食纤维平衡失调的表现：肥胖、血糖高、便秘、营养不良

　　膳食纤维平衡失调表现为两种情况：摄入过多和摄入不足。

　　摄入过多主要出现在减肥人群中。没错，是减肥，因为食用这样的食物可以增加饱腹感。

　　许多人通过多摄入膳食纤维的方法瘦身，吃蔬菜和水果再加上各种膳食纤维。的确，这样很快就会瘦下去，但是长期这样会造成身体中其他重要营养素的缺乏。也就是说，如果只想着给细菌吃饭，却忽略了自己身体细胞的需求，容易造成营养不良，严重者会因为缺乏人体必需的营养素而生病。

如果说摄入过多是刻意而为，摄入不足则和我们现在的饮食习惯相关，一不小心就会出现膳食纤维缺乏的情况。

现在人们吃细粮较多，肉类较以前也增加许多。一些人的日常饮食中粮食类只选择米饭、馒头，或者面包、面条，吃菜少，吃水果时还削皮，大大减少了对膳食纤维的摄入，非常容易出现腹胀、肥胖、血糖高、大便干或者大便黏的症状。

我曾经接诊过一位患者，男性，32岁，体重为120千克。他血糖高，一直在打胰岛素。在糖尿病和肥胖的治疗中，膳食管理是第一位的，所以内分泌科医生让他到我们门诊来咨询。

我一问，发现他不喝酒，不吸烟，日常工作中体力活动不多，在家里又没有特意去锻炼。但是他的食欲极好，特别喜欢追求口味，一听说哪里有好吃的他就打车过去吃。

他偏爱吃各种粮食类食物，比如米饭一天能吃500克（1斤）。问及蔬菜，他说他可爱吃蔬菜了，比如土豆、黄瓜和西红柿，每次在外面吃饭必点这三样。他经常喝汤，说喝汤省事。

我算了一下，他一天的膳食纤维摄入不到10克（正常人一天要吃30克左右），这种饮食习惯很容易出现大便问题，应该会有便秘、腹胀的症状。

他的回答证实了这一点。他说："大便这件事对我来说太难，太痛苦。如果不用药，4～5天一次，所以我经常使用各种排便的药。而且每次排便后，我要立即逃离我们家卫生间，因为那个味道我自己都受不了。"

这一系列典型症状都是膳食纤维缺乏导致的，应该怎么办呢？

膳食纤维摄入平衡靠重视水果和蔬菜

《中国居民膳食指南（2016）》要求中国成年人每天应摄入膳食纤维25～35克，而目前中国人平均摄入量仅为13.3克，严重不足，而且这种情况越来越紧迫。美国人在这方面问题更严重，平均每人每天膳食纤维摄入量只有4～6克，所以美国人结肠癌的发生率很高。

膳食纤维主要存在于蔬菜、水果中，精米、精面中很少，肉、鱼、奶中没有。

蔬菜中膳食纤维的计算方式是指100克新鲜蔬菜里的膳食纤维含量。其中，瓜类、茎类蔬菜含水量高，膳食纤维含量并不高。比如100克西红柿中膳食纤维只有0.5克，如果一个西红柿有200克，那么吃一个西红柿只摄入了1克的膳食纤维。因此大家还是尽量选择叶菜类和菇类蔬菜。

有一些属于蔬菜但不是新鲜蔬菜的菜类，比如紫菜、海带，计算膳食纤维的时候是在晒干的状态下去计算的，经过水泡发之后，其含量会大打折扣。

所以，我们每个人一天最好吃1斤蔬菜，其中叶菜最好占一半。

水果最好是连皮吃，这样膳食纤维可以多摄入一些。

主食应选择全谷类、薯类、根茎类食物，少吃精米、精面和精面加工制品，比如面包、蛋糕、饼干等。

我在门诊做了些调查，十有八九的人膳食纤维不足，吃蔬菜每天 250 克以上的人不到一半，大概有一半人做不到每天吃水果，就这一半吃水果的人，大部分还把水果皮削了。所以现在大便干燥的人多，肥胖的人多，结肠癌发生率也高。

水平衡：不是每天 8 杯水那么简单

人的身体中 60% 左右都是水，细胞的新陈代谢、微循环中的物质交换都是在水溶液中进行的。在人体内，水还可以调节体温，运送营养和氧气，排出废物和毒素，润滑和保护组织器官。

水的摄入和代谢：3 个入口，4 个出口

一个人每日的摄水量总和约为 2500 毫升，来源有 3 个：

第一，饮水。包括各种各样的水，比如白开水、矿泉水、饮料、茶水，大概有 1200 毫升。

第二，食物。比如萝卜、西红柿等食物中都含有水分，米饭里也含有水分。中国人喜欢喝汤和吃热汤面，还有喝粥，这些食物含水都很多，大

约有 1000 毫升。

第三，物质代谢。葡萄糖在线粒体内产生能量的同时会产生水，这些水可以被人体再利用，大约为 300 毫升。

在标准室温 20℃ 左右，水的输出总和同样约为 2500 毫升，渠道有 4 个：

第一，肾脏。以尿液的形式排出，一天一般是 1500 毫升左右。

第二，呼吸。人呼吸的时候会从肺脏呼出一些水分，每天大约 350 毫升。

第三，皮肤。在室温下，人一般一天会通过皮肤蒸发掉 500 毫升水分。夏天多，冬天少，运动量不同，蒸发的水分也不一样，差异很大。

第四，大便。人每天通过大便排出 150 毫升水分，但是便秘和腹泻的人差异很大。

运动中缺水很危险

当人体中缺水量达到体重的 2% 时，会感到口渴；到 10% 时，会烦躁无力，体温升高，血压下降；达到 20% 就会有生命危险。

有的人会问："水喝多了，会不会中毒？"其实大家都有经验，水喝多了会怎么样？往厕所跑呗。

只有在某些特殊疾病情况下，才要注意水的摄入。比如肾功能不全的人、心功能不好的人要注意水是否摄入过多，因为体内水多了会加重心、肾的负担；而脑缺血、运动中出汗多的人，要注意水是否摄入过少，因为他们正是最需要水的人群。

有一位 50 多岁的男性，平时身体还好，血压正常，血糖正常。他不吸烟，很少饮酒，吃饭小心谨慎，少油少盐，平时一周散步两三次，每次大约 30 分钟，身材保持得还不错。

有一年 7 月，他去南方出差，和几位同事一起爬山。争强好胜的他不肯落后，出了很多汗，气喘吁吁，仍然保持在队伍的前列。

当时为了赶时间，他虽然已经很渴，但依然不肯停下来喝水，想着到了山顶再喝水也不迟。

可就在离山顶还有 300 米的时候，他的左腿开始变得无力，紧接着左胳膊也抬不起来了。他感到头晕目眩，被同事扶着坐到地上，随后立即被抬到附近医院，一检查是脑血栓。

后来我看了他的 CT 和核磁片子，在右侧大脑中动脉与前动脉分布区的交界处（额顶部皮层）有个明显的缺血灶。

这个部位是全身最高处，也就是说当时由于气温高、运动量大、出汗多，造成了他血容量不足，血管内压力比较低，人体最高处处于缺血状态。

一个正常人血管里的血液有 5 升左右，其中将近一半是红细胞、白细胞、血小板，剩下的是血浆。血浆中 90% 是水，如果缺水，血浆总量首先会减少，从而引起血容量减少和血液黏度增加。

试想一下，人体血管中，如果液体量减少，压力减低，黏度增高，细小的血管肯定灌注不良。人运动时，如果血管中液体量少，压力达不到顶部，黏度又高，大脑的两个血管交界区是两个大血管之间的小血管集中部位，就很容易发生缺血。

他问我是不是要输液、是不是要吃活血药，等等。

我告诉他，病因很清楚，只是缺水，以后不再出现类似缺水的情况就可以了。注意补水，补营养，经常运动，他就不会出现类似的症状。

一天到底喝 8 杯水还是 12 杯水

正常情况下，普通人每天应该饮水 1200 ~ 1500 毫升，但是天热时要注意多喝水，排汗多或者运动较多的人也要多喝水。中国人喜欢喝粥、喝汤、吃热汤面，这样能在饮食中摄入较多的水分，那么单纯从饮水中获得的水可以相应减少。

怎么判断自己一天的饮水量是否合适呢？

主要观察两项指标：

一个是看自己渴不渴，渴了才喝水是不对的。饮水量合适的情况下，人是不应该感觉口渴的。

另一个是观察尿液的颜色和排尿量。正常情况下尿液是淡黄色的，一天的排尿量是 1500 毫升左右，一般 3 ~ 4 小时排尿一次。如果半天不想上厕所，或者排出的尿液是深黄色的，那就说明饮水量不足了；反之，如果频频如厕，且尿液像水一样清，那就喝得有些多了。

有一次，一位 60 岁的女性患者前来咨询，问了许多问题，最后问到应该喝多少水时，特意问我每天喝 8 杯水到底够不够？使用什么样的杯子喝？多长时间喝一次？

她问得这么仔细，可见对自己的健康非常在意。可是到底是 8 杯水还是 12 杯水，这是因人而异的，没有放之四海而皆准的标准。

我的回答很简单：看自己的口渴感觉、看自己尿的颜色和排尿频率。

七大营养素平衡小结：学会听懂身体的语言

人类每一天身体的输出都是按照基因赋予我们的任务去执行，包括四个方面：能量输出、新陈代谢、修复自身结构和免疫防卫。

也有一些需要额外消耗的事情，比如吸烟的人身体中自由基过多，要多补充抗氧化剂去对抗自由基。最常见的抗氧化剂是维生素 A、C、E，所以吸烟的人摄入维生素 A、C、E 要比一般人多一些。但是我们往往看到很多吸烟的人特别不喜欢吃水果，于是，身体内自由基多，对身体的伤害大，得病的概率就高。

一个人每天的生命原料输入只有一个渠道，就是吃，通过每一餐摄取大自然的营养素来满足自己身体输出的需求。

睡眠是让身体放松，给自身身体一个用营养素来修复的时间。

人的身体状况平衡可分为两种：高平衡和低平衡。

运动多，思考多，不挑食，荤素通吃，能够保持标准的体重和旺盛的工作精力，这叫高平衡。

不爱运动，也不爱动脑子，吃饭时每样都吃一点，也是荤素通吃，体重正常，化验正常，但是这个人的动作总像是慢半拍，有点与世无争的样子，这叫低平衡。

身体状况不平衡也有两种：出大于入和入大于出。

出大于入，即消耗＞摄入：

• 在能量方面消耗＞摄入，这个人会比较瘦。

• 在营养素方面消耗＞摄入，长此以往，体内的营养素亏空，各种疾病也会随之而来。

入大于出，即摄入＞消耗：

• 在能量方面摄入＞消耗，身材肯定会发胖。

• 在营养素方面摄入＞消耗，这就要看是哪种营养素了，摄入方式、摄入时间的长短等不同，症状的表现形式也会不一样。

经常有患者问我："我现在不吃肥肉，瘦肉也吃得不多，炒菜的油也比较控制，您刚才说我现在的症状是吃肉太少了。我想问，如果吃肉多了，不是也不好吗？"

这还用说吗？吃什么多了都不好！

患者接着问："我肉吃多了，怕吸收不了，怎么办？"这才问到关键点上了。

于是，我反问患者："如果这顿饭吃肉多了，你有什么感觉？"

"吃不下了。"

是呀，吃不下了，这是人与生俱来的自我调节能力。孩子一出生就有这个自主反射能力，吃奶吃饱了，孩子就会立即停止吃奶，安安静静地去睡觉。

很多人之所以有这个顾虑，一个重要的原因是不知道人体有非常精准的自我调整能力：当肉吃多了，吃不下的时候，是因为胃里的胃蛋白酶已经饱和，不能再分解蛋白质；肠道的脂肪酶和胆汁饱和，不能再分解脂肪。此时你的感觉是今天吃顶了，于是后面几天自然会多吃蔬菜、水果和粮食。又过了几天，胃肠道产生了新的蛋白酶和脂肪酶，又想吃肉了，于是就可以继续吃肉类，这样身体才能一直保持总平衡。

学会倾听自己身体的语言特别重要。如果一个孩子喊着要吃肉、要吃鸡蛋，吃得比大人多，而且消化得了，还不积食，人也不胖，说明这段时间他的需求量大，他的消化酶也足够。

夏天，大家都特别想吃西瓜，为什么？因为身体在说："我需要。"

夏天吃羊肉、牛肉少，也是身体在说："我消化不了，冬天再吃吧。"

许多人不敢吃这个，不敢吃那个，不是不想吃，是不敢吃，是主观意识控制了人体的自主反射，却忘记了身体拥有自己的智慧。

肠道黏膜有个特殊功能，叫作营养素的调节功能。肠道黏膜铺展开来面积可达 200 ～ 400 平方米，专门负责筛选可以吸收的营养素。同时它还能自己判断血液里缺哪种营养素，缺得多的就多吸收，缺得少的就少吸收，因此各种营养素在不同人、不同时期之间的吸收率能相差很多倍。

还有一些信号会告诉我们吃多了：血糖高了，说明碳水化合物吃多了；尿酸高了，说明含嘌呤的食物吃多了；血压高可就不一定，它的影响因素太多了。

　　那我们究竟如何平衡膳食呢？让我们进入下一章，从给健康人群准备的膳食指南开始，一起探讨如何吃对少生病。

PART 03

中国式平衡膳食

全世界平衡膳食标杆——地中海式饮食

七大营养素存在于我们的日常食物中，但要想在一日三餐中保证营养素全面平衡非常不容易，需要科学有效的方法。

多年来，世界上很多国家致力于通过饮食来预防疾病，各国的营养工作者根据自己国家的饮食特点不断更新饮食指导，最终研究发现生活在欧洲地中海沿岸的意大利、西班牙、希腊、摩洛哥等国居民心脏病发病率很低，普遍寿命长，且很少患有糖尿病、高胆固醇等现代病，是世界上长寿地区之一。经过大量调查分析，谜底逐渐被揭开，分析发现这个现象与该地区的饮食结构——"地中海式饮食"有关，因此地中海式饮食成了全世界各个国家居民追捧的对象和学习的榜样。

研究发现，地中海式饮食可以减少患心脏病的风险，还可以保护大脑血管免受损伤，降低发生中风和记忆力减退的风险。现在人们常用"地中海式饮食"代指有利于健康，简单、清淡以及富含营养的饮食。

各国在制定膳食指南之前会对本国的健康问题进行研究，然后指明一个健康的方向。美国根据自己国家人们饮食中存在高脂肪摄入、低膳食纤维、低微营养素的问题，建议向地中海式饮食看齐，因此提出了降低饱和脂肪酸、减少四条腿的肉类、增加没有腿的鱼类、增加蔬菜和水果等建议。

很多人以为地中海式饮食不就是增加了橄榄油吗？实际上，它的内容很丰富。

1990 年，世界卫生组织（WHO）提倡"地中海式饮食"，地中海式饮食最重要的特点是——既简单清淡，又富含营养。它的食物构成如下：

第一，粮食类。以五谷杂粮为主，包括各种全麦、玉米、土豆、豆类、薯类、根茎类。虽然意大利人也吃面食，比如大家熟知的意大利面，但是在地中海地区人们的典型食谱中，面条通常只是前菜和头盘，并不当作主食吃，三明治吃得也很少。

第二，蔬菜类。吃新鲜的蔬菜，很少加工。比如西红柿、洋葱、柿子椒等。

第三，水果类。各种新鲜水果，如柠檬、葡萄、蓝莓等。

第四，蛋白质类。

• 当地鱼类资源丰富，以前当地人用鱼类充饥，现在仍保留了这个传统。地中海海域盛产沙丁鱼，沙丁鱼肉中含有丰富的 ω-3 脂肪酸。

• 每周吃一些畜禽肉类，以瘦肉为主，多采用烤肉的方法。

• 每天会有鸡蛋，地中海地区居民烹调鸡蛋的主要方式是用于烘烤食品中。

• 牛奶及其制品：每日食用适量酸奶或奶酪也是地中海膳食的一个特点。

第五，油类。地中海式饮食中的油类总的来说比较多，包括橄榄油、坚果中的油、鱼类体内的油和畜禽类肉类中的油，占膳食总能量的 35%。其中饱和脂肪酸为 7% ～ 8%，以单不饱和脂肪酸和多不饱和脂肪酸为主。当地居民普遍有生吃橄榄的习惯，并用橄榄油作为食用油来烹饪、烘烤食品和调拌沙拉。

地中海式饮食的其他特点：

• 食物加工比较简单，这样可以尽量保存食物中的营养成分。

• 适量饮用红酒。

• 添加大量多样的植物香料是地中海美食的一大特色。比如当地人用大蒜较多。

• 除平衡的膳食结构之外，地中海式饮食还强调适量、平衡的原则，健康的生活方式，乐观的生活态度，同时每天坚持运动。

• 一起进餐：地中海人非常重视亲情友情，喜欢全家人及朋友们一起进餐。

地中海式饮食现在不仅是美国人饮食的指导方向，也应成为中国人的学习典范。

人人都该懂点儿《中国居民膳食指南》

中华人民共和国成立以来，一共发布了 3 次膳食指南，呈递阶性，一段时间的问题解决了，又会根据新的问题继续调整。国家卫计委和中国营养学会于 1997 年、2007 年和 2016 年分别发布了三版膳食指南。每一次颁布前他们都要花大量的人力、物力调查全国人民的饮食变化，发现营养方面的问题，找到解决问题的办法，提出近一段时间的膳食指导意见。

1997—2016 年版本：从强调食物种类到重视食物结构

1997 年以前，由于当时中国居民的经济状况普遍处于温饱阶段，饮食以粗茶淡饭为主，人们需要健康饮食方向的指导。因此《中国居民膳食指南（1997）》首先要保证粮食的供应（每人每天 300 ~ 500 克），同时明确将食物分成五大层，每一层所代表的营养素不一样，尽量每一层都吃到，保证食物多样。

主食以谷类为主，多吃蔬菜、水果和薯类，常吃奶类、豆类及其制品，经常吃适量的鱼、禽、蛋、瘦肉，保证蛋白质的供应。此外，建议食量应与体力活动平衡，保持适宜体重，且清淡少盐，饮酒限量，要保持食物卫生清洁，防止变质。

中国居民平衡膳食宝塔（1997）

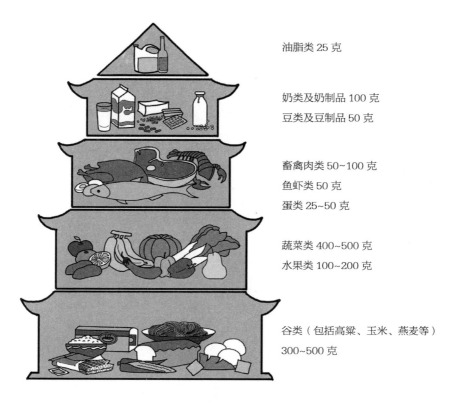

油脂类 25 克

奶类及奶制品 100 克
豆类及豆制品 50 克

畜禽肉类 50~100 克
鱼虾类 50 克
蛋类 25~50 克

蔬菜类 400~500 克
水果类 100~200 克

谷类（包括高粱、玉米、燕麦等）
300~500 克

中国营养学会 1997

  1997—2007 年，这个阶段人们生活条件开始有所好转，许多人开始吃西方食品，面包等精米精面制品开始增多，但人的运动量却越来越少，各种各样的饮料充斥市场……调查结果显示，在人们的饮食中蛋白质缺乏仍然存在，维生素 A、铁和钙的缺乏非常普遍。因此《中国居民膳食指南（2007）》

在 1997 年的基础上修改了一些内容，比如：粮食总量有所减少，并鼓励吃些粗粮；牛奶摄入量建议大家增加到 300 克；肉类和鱼虾类的总量基本没变，但是希望大家增加一些鱼虾类；水果的建议摄入量也比 1997 年增加了一倍。1997 年以前人们的运动量比较大，而这之后人们的生活条件越来越便利，高血压问题成为主要的健康问题，因此在《中国居民膳食指南（2007）》里增加了每日食盐量不要超过 6 克，并且提出需要增加运动量，要每日步行6000 步，做到吃动平衡。

中国居民平衡膳食宝塔（2007）

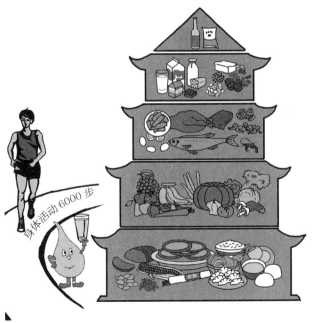

油 25~30 克
盐 6 克

奶类及奶制品 300 克
大豆类及坚果 30~50 克

畜禽肉类 50~75 克
鱼虾类 50~100 克
蛋类 25~50 克

蔬菜类 300~500 克
水果类 200~400 克

谷类薯类及杂豆 250~400 克
水 1200 毫升

身体活动 6000 步

中国营养学会 2007

2007—2016 年，这 10 年人们的生活方式变得更加方便快捷，糖尿病、高血压等慢病成为非常严重的健康问题，更多研究资料显示，工业化加工食品对人体健康产生了严重的副作用。同时，蛋白质、维生素 A、铁、钙的普遍缺乏仍然存在，营养不平衡成为普遍现象。大家在享受各种美味食品时，往往忘记了食物多样化以及正确的膳食结构给健康带来的益处，所以，这一版的膳食指南除了宝塔外，还增加了膳食餐盘，提醒人们重视食物结构。

中国居民平衡膳食宝塔（2016）

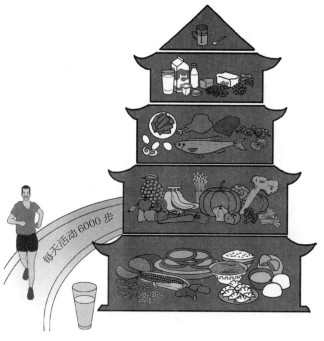

盐 <6 克
油 25~30 克

奶类及奶制品 300 克
豆类及坚果类 25~35 克

畜禽肉类 40~75 克
水产品 40~75 克
蛋类 40~50 克

蔬菜类 300~500 克
水果类 200~350 克

谷薯类 250~400 克
全谷物和杂豆 50~150 克
薯类 50~100 克
水 1500~1700 毫升

每天活动 6000 步

中国营养学会 2016

中国居民平衡膳食餐盘（2016）

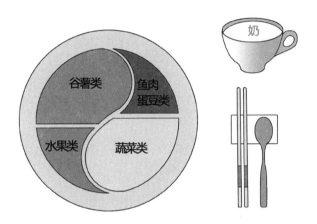

这一版的膳食餐盘建议，每个人每一餐中的谷薯类占总重量的 26%～28%，蔬菜类占34%～36%，蛋白质类（鱼、肉、蛋、豆）占 13%～17%，水果类占20%～25%。同一类中的不同食物是可以互换的，比如蔬菜类可以是菠菜、柿子椒、西红柿等，蛋白质类可以是牛肉、鱼肉、鸡蛋等，谷薯类可以是米饭、土豆、山药、老玉米等。此外，每一天要喝一杯300克的牛奶，奶制品作为加餐可以不算在正餐中。

下面，我为大家重点分析一下2016版居民膳食指南的内容。

2016版本中关于平衡膳食特征的定义：多样化，以谷类为主

各版本《中国居民膳食指南》的第一条都是讲要在食物多样化的基础上以谷物为主，2016版的具体要求有以下四点：

- 食物多样、谷类为主是平衡膳食模式的重要特征；

- 每天的膳食应包括谷薯类、蔬菜水果类、畜禽鱼蛋奶类、大豆坚果类等食物；

- 平均每天摄入 12 种以上的食物，每周摄入 25 种以上的食物；

- 每天摄入谷薯类食物 250 ～ 400 克，其中全谷物和杂豆类 50 ～ 150 克，薯类 50 ～ 100 克。

大家可以看到，膳食指南对于食物的种类和数量都做了明确的限定，强调的是每一天要包括这么多种食物，不能图简单，少一类或者两类，强调食物种类越多越好。需要注意的是，这是指的食物种类，不是膳食品种。比如说山西人吃面，用面做了烙饼，又做了面条，然后又做了馒头，看着是三种食物，实际上是同一种食物，提供同一种营养素。

有人看到指南建议每天摄入谷薯类食物 250 ～ 400 克会有些纳闷：为什么数值的跨度这么大？这是因为中国人有体力劳动者，有脑力劳动者，有小个子，也有大个子，大家所需的量其实不一样。脑力劳动者和小个子的人最好选择低值，体力劳动者和高个子的可以选择高值。

一个人一天吃的谷类应该一半是细粮，一半是粗粮。其中粗粮这部分薯类占一半，其他粗粮占一半。照此推算，一个从事脑力劳动的人，如果没有额外运动的话，建议一天的细粮不要超过 150 克。

2016 版本对蔬果、奶制品和豆制品的要求：多吃

中国人对蔬菜的定义，不同地域有很大差别。例如，南方吃绿叶蔬菜较

多，但是北方尤其西北部的居民常常把咸菜和泡菜当作蔬菜。

在临床上，我们发现大多数慢病患者吃蔬菜很少，因此维生素和膳食纤维普遍缺乏。《中国居民膳食指南（2016）》中明确强调了蔬菜的摄入数量，同时对水果、豆、奶都有明确的要求：

第一，蔬菜、水果是平衡膳食的重要组成部分，奶类富含钙，大豆富含蛋白质；

第二，餐餐有蔬菜，保证每天摄入 300 ~ 500 克蔬菜，深色蔬菜应占1/2 ；

第三，天天吃水果，保证每天摄入 200 ~ 350 克新鲜水果，果汁不能代替鲜果；

第四，吃各种各样的奶制品，相当于应该每天摄入 300 克液态奶；

第五，经常吃豆制品，适量吃坚果。

我们可以看到，指南中餐餐都十分强调蔬菜的量，还特别强调了深色蔬菜应占 1/2。

吃水果不是可有可无，必须天天吃，这里规定的200 ~ 350 克新鲜水果，相当于 1 ~ 2 个中等大小的苹果。

中国缺钙的人非常多，大多数中国人不太习惯喝牛奶，2016 版指南明确指出可以吃各种各样的奶制品。有人可能不习惯喝鲜奶，那也没关系，奶制品包括牛奶、酸奶、奶酪、奶片等，根据自己的口味习惯选择即可。

在中国，豆制品是国民当家菜，可以补充人体必需的氨基酸，但是不要天天吃，也不要一次吃很多，一天总量保持在 30 ~ 50 克即可。

这一版本的指南还强调大家要适量吃坚果。坚果是不饱和脂肪酸和微量元素很好的来源，如果大家能够用心坚持摄入，日积月累，会有很好的防病效果。

2016版本对鱼禽蛋肉的要求：适量，不弃蛋黄

以前，中国人摄入的动物蛋白较少。近些年，随着生活条件改善和西方食品对中国传统饮食的冲击，肉食在人们饮食中的比重越来越大，人们对肉食的认识也出现了很多分歧。为了统一大家的观点，让大家有个明确的指导方向，2016版指南中给出了每天到底应该吃多少动物蛋白的概念。

具体建议有五点：

第一，鱼、禽、蛋和瘦肉摄入要适量；

第二，每周吃鱼280～525克、畜禽肉280～525克、蛋类280～350克，平均每天摄入总量120～200克；

第三，优先选择鱼和禽；

第四，吃鸡蛋不弃蛋黄；

第五，少吃肥肉、烟熏和腌制肉制品。

畜禽类、鱼类和蛋类都要吃，合起来一天要吃120～200克动物蛋白。这个量包括了一个鸡蛋的分量（50克左右），所以大家每天吃的瘦肉和鱼加起来是100～150克，差不多成年女性手掌那么大。

许多人吃肉很偏食，要么只吃四条腿和两条腿的畜禽类肉，要么只吃鱼肉不吃畜禽类肉，这些偏食的坏习惯都需要得到纠正。2016版指南里明确指

出鱼肉和畜禽类肉要各占一半。

一周吃鸡蛋 280 ~ 350 克，相当于每天一个全蛋。我们可以看到，指南专门提出不能丢掉蛋黄，是不是有人看到这里觉得很惊讶：自己的印象中不是这样的啊，吃蛋黄不是会导致胆固醇升高吗？其实，临床研究证明，鸡蛋黄里有多种营养成分，对人体各个器官的功能都非常有利，并且大量的调查研究显示，蛋黄与冠心病没有直接关系，所以这一版指南特意强调不要扔掉鸡蛋黄。

咱们中国许多地方还保留着吃肥肉、烟熏和腌制肉制品的习惯。这些年的许多研究表明，这样的饮食习惯与心脑血管病和肿瘤的高发息息相关，因此这一版指南强调这些传统饮食要少吃。

2016 版本对烟糖酒的要求：限量

咱们中国人盐的摄入量非常高，导致高血压患者逐年增加。油炸食品作为过去逢年过节才能吃到的美食，也逐渐日常化，解馋的小零食摄入更加频繁。根据人们已经发生变化的饮食习惯，《中国居民膳食指南（2016）》对烟、酒、糖、茶、油、盐甚至反式脂肪酸和饮料等的摄入量都进行了说明，具体有以下五条：

第一，培养清淡的饮食习惯，少吃高盐和油炸食品。成人每天食盐不超过 6 克，每天烹调油 25 ~ 30 克。

第二，控制添加糖的摄入量，每天摄入不超过 50 克，最好控制在 25 克以下。

第三，每日反式脂肪酸摄入量不超过 2 克。

第四，足量饮水，成年人每天 7 ~ 8 杯（1500 ~ 1700 毫升），提倡饮用白开水和茶水，不喝或少喝含糖饮料。

第五，儿童、少年、孕妇和哺乳期女性不应饮酒。成人如果饮酒，男性一天饮用酒的酒精量不超过 25 克，女性不超过 15 克。

关于油的规定，每天摄入烹调油 25 ~ 30 克，相当于一个人一天需要油脂量的一半。也就是说，除了烹调油以外，还有一部分油脂应来自瘦肉、鱼和坚果。现在有人一提到油炸食品就闻之色变，其实也没有必要过于担忧，只要不是天天吃油炸食品就可以。如果吃油炸食品的话，则要注意一下油的质量，另外油不要反复使用。

咱们中国的年轻人现在也是饮料控了，有的人把饮料当水喝，这会增加患肥胖症的概率。所以这一版指南特别强调要控制添加糖的摄入量，控制各种饮料的摄入量。

近些年的研究都显示反式脂肪酸是造成慢性病的元凶之一，必须限制。但是很多人也不是很了解，反式脂肪酸除了在蛋糕、面包、薯片、咖啡伴侣等食物中出现外，还存在于哪里呢？关于反式脂肪酸都会在什么食物中出现，我已在前文中进行了详细叙述，相信大家已有所了解。

2016 版本新要求：分餐制

中国传统的合餐方法一方面容易传播疾病，另一方面自己到底吃了什么、吃了多少并不是很清晰。在《中国居民膳食指南（2016）》中，中国政府有史以来第一次提出"提倡分餐"，指导大家学会分餐而食，会比较有益健康。

第一，珍惜食物，按需备餐，提倡分餐不浪费；

第二，选择新鲜卫生的食物和适宜的烹调方式；

第三，食物制备生熟分开，熟食二次加热要热透；

第四，学会阅读食品标签，合理选择食品；

第五，多回家吃饭，享受食物和亲情；

第六，传承优良文化，兴饮食文明新风。

我们可以看到，对食物的选择标准里提到了"新鲜卫生"，烹饪方式以"适宜"为准，生熟分开和熟食二次加工的问题，也很有中国特色。其中"学会阅读食品标签，合理选择食品"，是大家未来都要学会的生存本领。

2016 版本中关于运动的要求：每周至少 5 天，累计 150 分钟以上

2016 版本的《中国居民膳食指南》中对于运动的建议有以下四项：

第一，各年龄段人群都应天天运动，保持健康体重；

第二，食不过量，控制总能量摄入，保持能量平衡；

第三，坚持日常身体活动，每周至少进行 5 天中等强度身体活动，累计 150 分钟以上，主动身体活动最好每天行走 6000 步；

第四，减少久坐时间，每小时起来动一动。

现在人们的运动量普遍偏少，而摄食量比我们的祖先却多了很多，这使得运动量不够成为造成疾病的一个重要因素。为了预防疾病，我们一定

要注意运动。

看了上面的建议，有人要问了，什么叫主动身体活动？主动身体活动是指去公园里快走、健身房运动、打拳或者跳广场舞这样的运动方式，平时买菜、做饭不算在内。

切忌拿着外国指南当本国指南

膳食指南是营养工作者根据营养学原理和本国、本地区居民膳食营养的实际情况，针对其居民普遍存在的营养问题而制定的一个简明扼要的合理膳食基本要求。其中每一条、每一句话都有大量的科学研究作为根据，可信性和科学性很高，其目的是指导人们合理地选择与搭配食物，以获得合理营养，促进国民身体健康。

我作为临床营养医生，在多年的临床实践中发现，很多老百姓对"指南"的理解其实存在很多误区。

对于膳食指南，要特别强调"本国"两个字。

各个国家的饮食习惯不同，膳食指南也不同。"指南"是什么意思？是方向。比如说一个哈尔滨人想去北京，于是向南走，方向是正确的；而广州人要想去北京，一定要向北走。因此，给哈尔滨人和广州人的北京行"指南"一定是不一样的。

世界各国的膳食模式，大体可以分为四种。

第一种是经济发达国家模式，也称富裕型模式，主要以动物性食物为主，粮食类中等，蔬菜水果比较少。富裕型模式属于高能量、高脂肪、高蛋白、低膳食纤维型，如大家经常看到的麦当劳、肯德基、星巴克等都是这类模式的典型。

第二种是发展中国家模式，也称温饱模式，主要以植物性食物为主，动物性食物较少，膳食质量不高，蛋白质、脂肪摄入量都低。能量基本上能够勉强满足需要，蛋白质、脂肪摄入不足，营养缺乏病仍然是这些国家的严重社会问题。例如，中国的传统饮食模式，一顿饭 =1 碗米饭 + 蔬菜 + 汤。

第三种是日本模式，既有东方膳食传统特点，也汲取了欧美国家膳食长处，人均年摄取粮食几乎与动物性食品相当，食物多样化，海产品摄入较多。

第四种是地中海模式，泛指希腊、西班牙、法国和意大利南部等处于地中海沿岸南欧各国饮食风格，即以蔬菜水果、鱼类、五谷杂粮、豆类和橄榄油为主。

各个国家饮食习惯不同，制定膳食指南都是针对本国或者本地区提出的，符合本国或本地区的情况，因此不能混淆使用。

我们临床营养科门诊诊室里有张图片总是挂得高高的，特别醒目，那就是《中国居民平衡膳食宝塔》。每当患者问到一天该吃多少肉、多少鸡蛋的时候，我们的大夫就往上一指："看咱们自己国家的膳食宝塔，上面写得清清楚楚。"

患者又问："不是让少喝牛奶、少吃肉吗？"

我们总是要问他："您说的是哪国指南？"

其实，很多患者根深蒂固的营养概念完全是被美国膳食指南洗过脑的。

我在出诊时，只要见到营养不良的中老年人，总要告诉他们多吃些蛋白质，肉类每天至少吃自己拳头这么大，一天可以吃 1 ～ 2 个鸡蛋。可大多数患者都会紧张地说："我怕血脂高，不敢吃。一个星期只吃一个鸡蛋，而且也很少吃肉。"

我告诉他："一个正常人每天要吃 100 ～ 150 克肉类，包括畜禽类和鱼类，每天要吃鸡蛋，这是《中国居民膳食指南》上写的。您难道不是中国居民吗？"

患者又说："不是说让少吃饱和脂肪酸吗？"

这些声音到处都是。

每次，我都忍不住叹气。

美国人吃饱和脂肪酸很多，所以他们的指南非常强调这一点，让他们要少吃。

我们是中国人，我们的体质和饮食习惯与美国人差异巨大，我们首先要完成摄入 30% 的脂肪份额，再说饱和不饱和。

有一次，我在门诊遇到一位患者。他 65 岁，很瘦，经常胃肠道不舒服，反酸嗳气。

我们在调查他的饮食习惯时发现，他每天吃许多杂粮，包括南瓜、玉米、糙米、豆类等。我们告诉他这么吃不适合他的身体，他说："不是建议多吃杂豆、薯类、粗粮吗？"

我们的营养师耐心地解释："您这种胃肠功能不好的人，是不适合吃这么多粗粮的。等胃肠功能调理到正常人的状态，再一点一点地放开，逐步增加粗粮，这样才对身体恢复有利。"

再一了解，这位患者一天吃 1 个鸡蛋，瘦肉吃不到 50 克，很少喝牛奶和酸奶，从来不吃肥肉和内脏。我们营养科医生说："您应该多喝些牛奶或者酸奶，动物蛋白也应该多补充一些。"

患者又说了："不是让少喝牛奶吗？我偶尔也喝牛奶，但都是选择脱脂的。"

我们营养科的医生哭笑不得："您是个中国人，怎么按照美国膳食指南去做？美国人喝牛奶多，所以他们说喝多了不好。他们有个规定，每天摄入牛奶不要超过 720 毫升。他们每天会吃很多四条腿的畜肉，比如猪排、牛排，或者禽类的鸡腿，所以饱和脂肪酸摄入比较多，再加上喝牛奶多，因此人家说喝脱脂奶。咱们和他们饮食习惯不一样，不能按照他们的膳食指南做，您说是不是？"

患者终于明白了。

再重点强调一下，膳食指南属于公共营养范畴，或者说大众营养范畴，研究的是本国正常人群的饮食方式。指南通过大量的调查数据，发现本国人民饮食中的问题，提出饮食建议，从而让正常人有个健康饮食的依据。

所以，各国膳食指南都只适用于本国居民。再者，每个国家的膳食指南都是与时俱进的，历经一段时间后，又发现了很多营养问题，而且与全民健康明显相关，下一次的指南就会有所调整，所以要动态地看待这些膳食指南。

世上最好的药：早餐、午餐和晚餐

早餐一定要吃够 100 分

我曾吃过加拿大的获奖早餐，这种早餐是按照非常严格的营养学标准制作的。这里讲的营养学标准是指早餐摄取的能量至少占人体一天所需能量的1/3，碳水化合物、脂肪、蛋白质等的比例严格按照正常成年人的需求而设定。不过加拿大人的碳水化合物、脂肪和蛋白质的摄入量要高于我们国家。我们一起来看看他们的早餐标准是什么。

◆ 加拿大获奖早餐给我的启发

一次外出就餐，我们进餐厅之前，请客的朋友告诉我，这里的早餐很受欢迎，来这里的客人都要事先打电话预约，否则没有位置。这家餐厅的早餐在加拿大获过奖，很多人都专门开车过来，就是为了吃这里的早餐。我很是期待，当时出现在我脑子里的是典型的中国式早餐：热气腾腾的包子、馄饨、面条、粥和咸菜。我非常好奇加拿大的早餐是如何衡量营养标准的。

一进门，餐厅非常干净整洁，而且很安静。墙上挂着各种套餐的照片，共有 8 种套餐，我们 5 个人一人点了一个套餐，每个人要的都不一样。

很快，早餐端上来了，我发现 5 种套餐内容不同，但结构都一样。

第一，鸡蛋，每个人都是 3 个（是的，您没有看错，一个人 3 个），是煎鸡蛋，好像鸡蛋都不太大。

第二，主食，都是粗粮（有的人盘子里是全麦面包，有的人盘子里是土豆）。

第三，每个人的盘子里都有3片培根。特别提一下，这个培根是烤熟的，基本把油烤出去了，但没有煳，这样饱和脂肪就减少了很多。

第四，所有人的盘子里都有西蓝花和两个小西红柿。

第五，饮料，有人喝的是牛奶，有人喝的是鲜榨果汁，还有人喝咖啡。

咱们来分析一下加拿大的获奖早餐。

加拿大早餐的主食和我国有很大的不同：早餐中的主食包括薯类和全麦制品，二选一，里面根本没有精米和精面的影子，为什么呢？欧美国家认为精米和精面没有营养，而且容易升血糖，所以面包越来越回归到100年前的模样，选择用全麦来制作面包，而不用白面。土豆在欧美国家都算作粮食，并不像我们一样当成蔬菜。

大家必有的蛋白质类食物是鸡蛋和猪肉（培根），有的人还增加了牛奶。高蛋白质是加拿大早餐的一大特点，而且吃的鸡蛋都先用油煎了一下，再加上烤培根。为什么呢？这个细节蕴含着一个很多人都不知道的健康知识。早晨，人刚起床的时候是空腹，胆囊里已经充满了胆汁，这是半夜里肝脏合成的胆汁，在天亮前排到了胆囊中。早餐时如果吃油性食物，胆囊会立即收缩，排泄胆汁，这样可以防止胆结石的形成。

每个人早餐必有的蔬菜是西蓝花和小西红柿，一红一绿，很漂亮。从营养学上讲，这两类颜色代表营养素含量很高，并且有所区别。

加拿大的获奖早餐不一定完全适合咱们中国人，但我们是不是可以取其精华，从中学习到许多适合我们的先进经验呢？比如说主食抛弃精米、精面，采用全谷类制作，选用高质量蛋白质，一定要含有蔬菜，等等。

◆ 中国式 100 分健康早餐

看完了加拿大营养早餐，我们再来说说具体应该怎样做出标准的健康早餐。

第一，算好能量比例，这项内容占 50 分。早餐的能量要占一天所需总能量的 1/3 ~ 1/2。我们可以把一天所要吃的食物能量先计算一下，早餐至少要占 1/3；如果你晚上吃得很少，那么早餐能量要占全天能量的 1/2。早餐要高蛋白、高碳水化合物。

第二，选足食物种类，搭好结构，这一项也占 50 分。为了方便大家实际操作，我把食物分成五大类：粮食类、动物性食物类、蔬菜类、水果类和油脂类，每一类算 10 分。

总分大于 60 分算及格，80 分算优秀，100 分就很完美了。

第一个 50 分怎么拿呢？

第一，早餐能量占一天总能量的 1/3 以上。比如一个身高 175 厘米、体重 70 千克的男性，轻度体力劳动，那么他一天的能量为（175 − 105）× 30 = 2100 千卡。如果三餐均匀分配，早餐至少需要 2100 ÷ 3 = 700 千卡。

第二，早餐要高蛋白、高碳水化合物。正常人每天需要的蛋白质是每千克体重 ×（1 ~ 1.2）克，此人需要的蛋白质应该是 70 ~ 84 克。我们按照

80 克计算，其中一半是动物蛋白，应该是 40 克。如果均匀分配到三餐的话，40 ÷ 3 ≈ 13.3 克。早餐要高蛋白，怎么也应该超过 13.3 克。如果此人晚上吃得很清淡，没有肉、蛋、奶、鱼，则早餐就要负责起 1/2 的蛋白质量，相当于 20 克。早餐必须补充充足的蛋白质，因为一上午要运动、要动脑，需要各种各样的氨基酸，而且有了蛋白质一上午都不容易饿，所以早餐应该有牛奶、鸡蛋，最好有肉类。

1 个鸡蛋含有 6 ～ 7 克蛋白质，100 毫升牛奶含有 3 克左右蛋白质，纯瘦肉和鱼类一般蛋白质占其重量的 17% ～ 20%。所以这位男士早餐如果只吃一个鸡蛋再加上 200 毫升牛奶是不够的，必须得增加点肉类，或者再增加一个鸡蛋或一些牛奶。

早餐摄入的主食至少占一天总量的 1/3。一夜的时间消耗了人体内许多葡萄糖，早晨多吃一些粮食可以补充肝脏的糖原库存，同时为上午的能量消耗做好储备，保证一上午精神饱满，有足够的能量应对工作和学习。

选择碳水化合物的时候尽量选择粗粮，比如全麦食品、老玉米和各种薯类。带馅的食物营养也比较丰富，如包子、饺子和肉夹馍。

各种粥类在我们的传统饮食中一直以来都是早餐主角，但是粥太容易消化，很难持续供应一上午的能量。很多人选择白馒头和白面包，口感虽然不错，但依然太好消化，而且升血糖很快，因此最好还是改一改。

油类食物到底吃还是不吃？

过去中国人有早上吃油饼、油条的习惯，好不好呢？我个人认为只要油的质量好（不是地沟油），不是反复油炸，都是可以吃的。早上吃了有油的食物，会有饱腹感，一上午不容易饿。早晨如果能吃煎鸡蛋更好，如溏心蛋，既保证了磷脂的完好保存，还因为有一些油脂，也有利于胆汁的排出。同时再喝一杯牛奶，加上一小把坚果，这样，不饱和脂肪酸、磷脂和胆固醇就都补充全了，一上午脑细胞需要的营养素也都准备好了。

第二个 50 分怎么拿呢？

早餐里除了有粮食和蛋白质，还要有蔬菜、水果和坚果，每一类各占10 分，这样可以补充人体代谢需要的维生素和矿物质。如果是吃包子或者饺子，外面是粮食，里面是蔬菜和蛋白质，这就一举多得了。

◆ 早餐常见误区和营养早餐搭配推荐

在门诊时，我经常遇到早餐不及格的患者，分别有以下三种典型的类型：

第一类是老年人，经常跟我说，早晨没胃口，就喝了一碗粥；

第二类是年轻人，抱怨早晨没时间，抓了个面包就边走边吃；

第三类是早餐只吃一个鸡蛋，喝一杯水。

这就是我们早餐搭配的第一个误区——只吃一类食物。

中国人有喝粥的习惯，这样的饮食方式世代相传，但是现在我们必须重新审视一下这个传统了。我们判断某种食物的营养价值，是看食物中含有多少能量、含有哪些营养素，而不是我们原本习惯于吃什么、觉得什么有营养。

很多患者告诉我，在家里自己测血糖时，一喝粥血糖上来得特别快，血糖波动得特别厉害。即使没有糖尿病的人，经常喝粥也容易发胖，这种胖往往是虚胖。

一碗粥的营养到底有多少呢？基本上就是碳水化合物，其他营养素都不足。老年人大都爱喝粥，觉得养胃，实际上粥并不适合老年人，因为它营养成分少，吸收得太快，升糖指数很高。

近两年，一些人开始做五谷杂粮早餐，有的人是把各种豆类、粮食、坚果煮成粥；有的人是打成汁；有的人去买五谷杂粮粉，用开水冲。这些五谷杂粮肯定比喝白米粥、吃馒头营养价值高，但是要注意，不管怎样，五谷杂粮的主要成分还是碳水化合物，还是要同时吃鸡蛋、牛奶、蔬菜、肉类，才算是真正的满分营养早餐。

第二类人的早餐中，年轻人只是吃个面包就解决了早餐，也是同样的问题。忙，不应该成为早餐凑合的理由，其实用点儿心，早餐还是很容易做到营养丰富100分的。

第三类人早餐只吃鸡蛋，结果肌肉依然无力。因为如果早餐中没有碳水化合物，提供的能量不足，鸡蛋中的蛋白质就会变成能量燃烧掉，而不能进入组织中成为结构成分。

作为上班族，到底该如何吃早餐呢？

我也是上班族，8点钟必须到单位。北京交通很拥堵，所以每天7点以前就要出门，我的做法是充分利用厨房电器：冰箱、微波炉、电磁炉、烤箱等。

冰箱里事先准备好已经做熟的主食（玉米、馅饼、包子等）。牛奶一周买一次，把一个星期的量准备好。坚果是早就剥好壳的腰果、核桃等，装在瓶子里，放在冰箱里储存。鸡蛋事先煮好，一次多煮几个。家里再储备点水果、黄瓜和西红柿。

好了，一切准备就绪，早餐就可以做得非常快：用微波炉把主食热一下，牛奶用电磁炉加热，烧开后立即离开电磁炉，然后从冰箱里拿出煮鸡蛋剥好扔到牛奶里，这样鸡蛋吃起来不会太凉，牛奶还能迅速降温。牛奶里除了放鸡蛋，还要放坚果，最后还要放一勺蜂蜜。再加上半根黄瓜或者一个小苹果，也可能是一根香蕉。这份早餐只需要十分钟就能解决，而且一上午不觉得饿，精力充沛。

健康早餐不一定很复杂，可以很快解决。这样的早餐简单、快捷、营养丰富，适合所有快节奏的上班族。

如果大家没有条件，做不到每天都达到"早餐100分"的标准，那么周末有时间时，完全可以吃得比这还丰盛。平时上班早晨最紧张，没时间做早餐，但至少要保证吃够碳水化合物和蛋白质，比如吃个汉堡包或者肉夹馍，再加杯牛奶或豆浆。

早餐搭配的第二个误区——搭配不合理。

第一种：白粥 + 咸菜、杂粮粥 + 咸菜等。白粥配咸菜可以说是比较典型的中式早餐，要注意的还是咸菜不是蔬菜。白粥配咸菜这类早餐营养价值低，且钠含量非常高。如果不是出汗很多的话，大家还是把咸菜从日常饮食中去除吧。

第二种：米 + 面，比如米粥 + 馒头、燕麦粥 + 花卷、五谷杂粮粥 + 馒头、油饼＋粥等。这样的早餐，只能得 20 分，因为这是两种粮食类食物的累加。

第三种：菜包子＋米粥。比前两种好多了，能打 30 分，但依旧不及格。

我给大家推荐几种营养早餐搭配，供大家参考。

中式早餐组合：

第一种：包子（碳水化合物）＋鸡蛋（蛋白质）＋果蔬汁（维生素＋膳食纤维）。

第二种：烙饼（碳水化合物）＋鸡蛋、牛奶（蛋白质）＋水果（维生素＋膳食纤维）。

第三种：火烧（碳水化合物）＋鸡蛋、肉类、豆浆（蛋白质）＋蔬菜（维生素＋膳食纤维）。

第四种：五谷杂粮饭（碳水化合物）＋鸡蛋、牛奶（蛋白质）＋水果（维生素＋膳食纤维）。

西式早餐组合：

第一种：全麦面包（碳水化合物）＋火腿、鸡蛋（蛋白质）＋果蔬汁（维生素＋膳食纤维）。

第二种：土豆（碳水化合物）＋鸡蛋、牛奶（蛋白质）＋果蔬汁（维生素＋膳食纤维）。

午餐请遵循"三足鼎立"原则

午餐的选择也要遵循平衡膳食餐盘的原则，搭配好饮食结构。

◆ 午餐两注意三禁忌

午餐有两个注意事项：

第一，搭好结构。

在任何时候，吃饭首先要注意膳食结构。《中国居民平衡膳食餐盘（2016）》展示的就是午饭的膳食结构，粮食、蔬菜、含蛋白质食物、水果分别摆好，也可以把水果单独拿出来，放在加餐里吃。此时中午的三种成分成了三足鼎立状态：蔬菜最好占 1/2，蛋白质类食物（肉类、鱼类、蛋类）占 1/4，粮食类占 1/4。如果你的运动量比较大，可以加大粮食类的比例。

虽然国家颁布了膳食餐盘，但是许多人中午吃饭还是比较凑合，来一碗面条就打发了。一碗面条中碳水化合物占大多数，肉类、菜类很少，淀粉过多，会让人午饭后觉得昏昏欲睡，影响下午的工作。如果午餐经常吃大量米饭或面条之类的食物，会很容易引起血糖迅速上升，同时肥胖的可能性会加大。

建议中午的主食可以吃些粗粮，这样既有饱腹感，也增加了膳食纤维，还不容易发胖和犯困。比如老玉米、红薯和土豆，既方便又有营养。

午餐还应该多吃些蔬菜、水果补充维生素，以便下午能保持较好的精神状态。

第二，荤素搭配。

很多女士为了保持苗条的身材而选择素食，以为吃了荤菜就会长胖。殊不知，肥胖的罪魁祸首是女孩子爱吃的甜点，还有大量的精米和精面。午餐时补充必要的优质蛋白质和脂肪是提高工作效率、保持机体活力的不二法则。

动物性食品中含有丰富的蛋白质、脂肪、各种脂溶性维生素和钙、铁等矿物质，具有提高大脑思维能力、记忆力和理解力的作用。

上班族中午吃饭一般都是买一个或两个菜。如果你买的是两个菜，那就买一个荤菜、一个素菜。如果你买一个菜，那就半荤半素，比如木须肉、蒜薹炒瘦肉，这样才能保证营养全面。

午餐的三个禁忌：

第一，忌饮酒。中午饮酒势必会影响下午的工作效率，还是不喝为妙。

第二，忌省事。中午就餐时间短，为了不影响下午的工作，很多人喜欢用快餐、泡面来应付自己的胃。这些食物极不健康，是高脂肪、高热量的食品。吃了这些食物，容易导致血脂升高，身材走样，长时间食用会导致营养不良。

第三，忌太辣。太辣的菜肴容易使食道发热，破坏味蕾细胞，伤害我们的肠胃。虽然辣椒可以刺激我们的食欲，但岂不是会导致多吃主食？

我问过许多人为什么喜欢吃辣的食物，一些人说从小习惯了，但是更多的人会说："下饭。"

过去中国人下地干活，即便在城里也要付出许多体力劳动，因此要多吃些粮食，所以当人们回答我"下饭"的时候我就会请大家问自己一个问题："我还要下地干活吗？"

◆ 过午不食对不对

有一次讲课，课间有学员来问我："过午不食对不对？人家都说乾隆晚上不吃饭，他活到了 89 岁。有人说晚上让肚子空一空，可以清清肠胃，对人体有好处。"

我一听，乐了，半开玩笑地说："皇上的故事我还是比较知道的，好歹我是在皇城根底下长大的。来，我来讲讲。"

于是我在课堂上讲了一段乾隆皇帝吃饭的故事。

清朝上朝是选在天刚亮的时候。黎明前，故宫周边的胡同里出现许多抬轿子的，轿子前还有人打着灯笼照着路面，轿子里坐着的是睡眼惺忪的大臣们，他们正急急忙忙去上朝。

天刚刚亮，故宫的几个城门同时打开，大臣们鱼贯而入，来到太和殿。皇上坐在龙椅上，与大臣们商量国事。待上朝完毕，天已大亮，各位大臣回府，皇上回到养心殿准备就餐，此时差不多是 9 点钟。

皇上的早膳很讲究，一张大桌子几乎都摆满了，20 道菜肴，4 种主食，2 种汤类（可能是煲汤，可能是粥，也可能是羹）。为了不让人猜出自己喜欢吃的菜肴，防止有人在其中下毒，皇上每个菜都会吃上几口，基本上做到了食物多样化。

下午 1~2 点，开始吃晚膳，桌上再一次摆上同样数量的食物，皇上又各吃上几口，之后就是看书、看折子，或者出去走走。

在早膳前和晚膳后，各有一次小吃，随叫随到。晚上 6 点多，还有一次酒膳，即小吃、夜宵之类，只是一些点心，没有大鱼大肉。

故事讲到这里，大家是不是发现，乾隆皇帝在饮食上可不简单，不但做到了食物多样化，还早睡早起，同时每天还要吃小吃和夜宵。当然乾隆皇帝吃的夜宵不过是些小点心、莲藕羹之类的清淡食物，那个时候还没有发现反式脂肪酸，也没有精米、精面。

这哪里是过午不食呢？

更何况过午不食这一说法并不适用于现代人，因为现在人们的工作性质与古代有着天壤之别。古人过去天一黑就睡觉了，而现在人们一般都是晚上11点睡觉，有的人甚至次日凌晨一两点才睡。所以我们不能机械地模仿古人，简单地把晚餐从三餐中抹掉。

从事脑力劳动和体力劳动的人若中午以后不进食，下午和晚上则会体力不支，工作效能、学习效果都会下降。大多数年轻人用电脑、手机的时间较多，工作任务繁重，精神压力较大，有的人甚至通宵加班，若再不进食，必然会饥肠辘辘、头晕眼花，甚至驾车都易发生危险，长期如此必然会造成体力透支。

人们一边使用身体，却不给身体补充应有的能量和营养素，健康状况也会越来越差。

过午不食被重新提起，实际上是许多从事减肥行业的商家的宣传手段。一些人发现如果一段时间晚上不吃饭，自己的确瘦了。但是大家想一想，我们的胃排空需要3～4个小时，如果中午之后不再吃东西，那么到第二天7点吃早餐，经过了多少小时呢？ 19个小时。这段时间胃会出现痉挛，同时身体的组织开始分解，慢慢地就会出现代谢紊乱、精神萎靡、体能下降、脸色暗淡、胃痛等严重的"副作用"。

我们一起看看过午不食减肥法的危害，看完之后，你就会明白瘦身和健康究竟哪个更重要。

第一，胃病缠身。如果十几个小时不吃东西，让胃里空着，胃部会因为饥饿而收缩，出现上腹部疼痛。很多人觉得忍一忍挺过去就好了，但如果你长期坚持这样做，过多的胃酸没有食物中和，会损伤胃黏膜，患上胃病是迟早的事情。

第二，内分泌紊乱。很多女性采用过午不食减肥的方法后，发现月经不正常了，严重者还会出现不孕等疾病。

第三，抵抗力下降。过午不食减肥法虽然在某种程度上是可以减掉体重的，但是减少的这些重量里包含了许多肌肉丢失的成分，这不仅会导致肌肉无力，你还会发现你的抵抗力在下降，感冒、发烧也一直困扰着你。

晚餐的真正价值：补足全天没吃够的营养

现在流行一句话：早餐吃得像皇帝，午餐吃得像平民，晚餐吃得像乞丐。结果一些人真的把自己搞得像乞丐一样，要么不吃晚餐，要么只吃一些蔬菜或者水果，这样做到底对不对呢？

现代人已经告别了那种"日出而作，日落而息"的生活方式，电的普遍使用使得夜生活非常丰富，电影、电视、电脑和手机包围着每一个人，如果不吃晚餐，或者吃得太简单，白天还要面对紧张的工作，显然会损坏身体，不吃晚餐就变得"不合时宜"了。就算是生活节奏比较缓慢的一些中老年人，不吃晚餐同样对健康不利。

◆ 别再拿稀饭、面条当晚餐

很多人不吃晚餐，或放弃主食和肉类，晚餐只吃一些水果，认为这样可以减肥，或者认为可以起到一定的保健作用。的确，这样做短时间内能达到体重减轻的效果，但长此以往，随之而来的可能就是头晕恶心、精神恍惚，慢慢就会皮肤暗淡、面色蜡黄。

晚餐一般来讲，安排在晚上6～8点比较合适。如果你能够按时睡觉（晚上10～11点），那么8点之后最好不要再吃东西，睡眠不好的人可以喝些牛奶或酸奶。

晚餐要清淡些，这里的清淡是指少油少盐，不是不吃蛋白质类食品，所以一些人晚餐纯吃素是错误的。但要注意，晚上油要少一些，可以吃一点**瘦肉和鱼。动物性蛋白质能产生许多大脑内神经递质，比如大家都知道的褪黑素，这是一种脑部松果体分泌的荷尔蒙，具有催眠作用，**所以晚餐吃些蛋白质类的食物有助于睡眠。

晚餐不要吃太多的碳水化合物。很多人认为晚餐要少吃，要清淡，因此每天晚上来一碗粗粮粥加咸菜或者蔬菜。粥很容易吸收，等到睡觉时可能已经饿了，饥饿状态下睡觉一般睡眠质量不高，而且粥吸收过快会引起血糖波动，把减肥变成了增肥。

还有的人晚上来一大碗面条，一碗面条里的盐就有5～6克，这也不能算清淡饮食。

从健康角度来说，晚餐最大的作用是作为白天营养摄入的补充。一些早餐、午餐吃不到的东西都可在晚餐进行适当补充，使得一天的食物摄入保持均衡。

我经常见到一些人，早上匆匆忙忙上班，只吃了几片面包；中午凑合着吃，来一碗面条；晚上按理应该补些蛋白质、维生素、矿物质，结果人家还要少吃，说要清淡饮食，只喝点粥。我每次看到这种人都觉得挺着急，对自己的身体也太不负责任了，明明身体越来越差，还在那里骗自己：我清淡，我健康。不给身体补充营养却在那里拼命地使用自己的身体，只能是自己找病生。

◆ 晚餐要避开咖啡因、豆类和辛辣食物

那么晚餐到底应该怎么吃？

晚餐仍要遵循平衡膳食的原则，几大类食物都来一点。但要注意，粮食类的食物摄入不能太多，除非晚上出去散步或者去健身房运动。油也要少一些，最好不吃油炸食品。有些人喜欢晚上吃坚果，白天没有吃到坚果的人可以晚上吃，但是坚果最好还是早上吃，或者作为加餐吃。

有些食物晚餐是需要特别避开的，如含咖啡因的饮料或食物，它们会刺激神经系统，影响睡眠；产气食物如豆类、洋葱等，会使肚子胀气，令人不舒服也睡不着；辛辣的食物会造成胃灼热及消化不良，也会干扰睡眠。

此外，晚餐的量也要讲究，很多人都习惯"早餐马虎，午餐应付，晚餐

丰富"。甚至，有的人从不回家吃晚餐，下班后就开始每天的"应酬"，吃喝几个钟头，很晚才回家；还有的人加班熬夜后把晚餐和夜宵放在一起，吃完后马上睡觉。这些不好的习惯容易引起多种疾病。大家要注意，晚餐不要吃得太多，把胃撑得很大，否则睡觉时很容易出现食管反流。

选对食物是一门技术活儿

没有坏食物，只有坏搭配

我们中国人吃饭，有一个很大的问题：总是强调某一种食物的营养，而不注重整体饮食结构的把控，似乎多吃某一种食物就能包治百病。其实如果饮食结构不对，吃什么都白费。先不说老百姓对各种食物的印象是不是正确、有没有偏颇，就算是每天吃的都是有营养的、好的食物，如果没有一个合理的饮食结构，也是瞎吃、乱吃，照样会出现营养不平衡的问题。

我们平时吃的食物，有成百上千种，但归根结底，可以分为五大类，分别是粮食类、动物类、蔬菜类、水果类、油脂类。吃饭时要特别注意将这五大类食物组成合理的饮食结构，全面平衡的饮食结构要比单纯某一种食物的营养价值重要得多。

这五大类食物的具体分类可以参照下面的表格。

表3 五大类食物及营养素对照

分类	包含的食物	提供的主要营养素
粮食类	谷类：米、面、杂粮；薯类：土豆、甘薯、芋头、南瓜、山药；豆类	淀粉（碳水化合物）、少量植物蛋白质，粗粮里有一些膳食纤维
动物类	各种肉类、蛋、奶、鱼、动物内脏	优质蛋白质、脂类、脂溶性维生素、矿物质
蔬菜类	叶菜（如油菜）、嫩茎类（如芹菜）、花类（如西蓝花）、茄果类（如圆茄子）、瓜类（如冬瓜）、根茎类（如萝卜）、菌藻类（如香菇、木耳）、葱蒜类（如洋葱、大蒜）	膳食纤维（可溶性和不可溶性）、维生素、矿物质、植物蛋白质
水果类	新鲜水果	维生素、膳食纤维、果糖
油脂类	动物油、植物油和坚果（瓜子、花生、大杏仁、巴旦木等）	脂肪酸、类脂、矿物质、维生素E

　　这五大类食物每一类所代表的营养素都不够全面，所以将不同种类的食物合理搭配才能互相补充，组成一个临时团队，缺哪一类都不行。上文给出的2016版平衡膳食餐盘就是将这些知识视觉化，大家吃饭时可以把自己的食物归归类，看看是不是符合这个平衡结构。

　　这就像盖房子得先画图纸，按照图纸设计的方案盖，要不然，建筑结构不合理，就算是用上最好的材料盖出来的房子你也不敢住。人吃饭也是同样的道理，先要确定正确的结构，在这个正确结构的基础上再决定具体吃什么。这样你也不用费心去想，吃这个有没有好处、吃那个有没有坏处。营养学界有句话——没有坏食物，只有坏搭配。

同时，结构对了，还得注意要换着花样吃才行。那么这个花样怎么换呢？

同类食物多换花样更安全

世界上的食物有千千万万，你可以在同类食物中随意互换。

比如粮食类食物互换：早餐的包子、烙饼、油饼可以代替馒头，中午和晚上的主食可以是馒头、红薯、老玉米。

蔬菜部分可以互换：如果中午吃了醋熘白菜，晚上就换成茄子、青椒、莜麦菜……太多选择了。

优质蛋白质食物之间的互换：羊肉、牛肉、猪肉、鸡蛋、鹌鹑蛋、鱼、虾、蟹之间都可以选择，牛奶、酸奶、奶酪之间也可以进行挑选。

早餐是鸡蛋加牛奶，中午是牛肉，晚餐改成清蒸鱼，这样就可以在最大限度上保证营养均衡，还能给我们带来意想不到的好处。

我曾给一所私立学校指导营养配餐，为学校设计营养配餐方案。方案里要求中午套餐里必须有蔬菜、水果、50 ~ 100 克瘦肉，还要有主食（包子、红薯、米饭）。

再去回访时，我发现这个方案里有个漏洞：瘦肉类我们没有说到底是猪肉、羊肉、鸡肉还是牛肉。结果问题来了，学校天天给孩子吃鸡肉，不是鸡腿，就是鸡胸脯，要不就是鸡翅根，每天的肉类都离不开鸡。

这肯定是不行的。

先不说食物单一，营养素摄取不全的问题，我们只说食物安全问题。万一鸡的来源不是很好，孩子们天天吃，同样的毒素就会在体内蓄积，身体很难排出去。

知道这个情况后，我们马上要求这所学校必须给孩子换花样，比如今天吃鸡肉，明天吃鸭肉，后天吃牛肉，这样可以防止某种有害物质在体内蓄积。

我们平常的饮食也是一样的，同一种类的食物不断轮换，这也是在食品安全人人自危的时代，让自己少受伤害的一种生活智慧。

一天最好吃够 30 种食物

植物类食物和动物类食物都有很多的种类，比如植物类食物又分为谷类、菌类、藻类、薯类、豆类、叶类、瓜类、竹类、果类等；动物类食物又分为四条腿的羊牛猪、两条腿的鸡鸭鹅、没有腿的鱼虾贝，还有一些动物的卵和奶。

我们不必搞清楚具体的种类，重要的是要明白食谱一定要宽，天上飞的、树上长的、地上跑的、水里游的，只要是允许吃的食物我们都应该纳入自己平时的食谱中。每一类食物都有其特殊的营养素，各取一点，才能营养全面。

《中国居民膳食指南（2016）》指出，每天要吃 12 种以上的食物，一周要吃 25 种以上，这是最基本的推荐量。如果你希望获得更多的营养，而且有条件获得，那么最好一天吃够 30 种食物。

平衡膳食的第一原则就是要求"食物要尽量多样化"，即做个"杂食动物"。

"多样化"分两个层次：

食物种类要杂：就是蔬菜、肉、粮、豆等不同种类的食物都要吃。

食物构成多样化：比如吃肉，不能光吃猪肉，而是今天吃猪肉，明天吃牛肉，后天吃鱼虾，大后天吃鸡鸭肉等。

大家可能对凑齐这么多种类的食物觉得很麻烦，但咱们可以把复杂的问题简单化，和大家分享一个我自己的生活小窍门。

比如做一个有营养的炒米饭，里面放上米饭（碳水化合物）、鸡蛋（蛋白质）、胡萝卜丁（蔬菜），上面再撒点黑芝麻（油脂类），这就有四类了，已经40分了，一点不麻烦。

如果时间充裕，还可以再讲究些，放点葱花、腊肉丁、紫菜丝、豌豆、玉米粒什么的，食物多样化，一个炒米饭就可以凑够十种食物。所以我在外面吃饭点主食时，大多点扬州炒饭，比米饭的颜值高，营养价值也更高。

当然了，有人不爱吃炒饭，而且炒饭也不能天天吃，那就吃老玉米加炒菜，很讲究又不麻烦。一盘炒菜，无论是鸡蛋炒西红柿还是青椒炒肉片，基本上就包含了蔬菜和蛋白质。再加上老玉米，这顿饭的食物种类就很丰富了。若再来个水果或者酸奶，这顿饭就更完美了。

多种食物进食的时间间隔越近越好，最好是同时食用，这样各种食物的营养可以相互补充。

因为一种食物中的营养素是有限的，进入人体后需要其他营养素小伙伴一起代谢。如果隔的时间太长，比如几个小时，那么前一拨的营养素没有找到小伙伴，后一拨的营养素也找不到小伙伴，这样就不能达到互补的效果。

因此，粮食、蔬菜、肉类等最好在一餐中同时出现。

我和大家分享一下我平时常做的营养米饭：

白米一碗（约100克）、土豆1个、枸杞30粒、熟肉100克、胡萝卜1根，有的时候把胡萝卜换成南瓜。这样仅主食就已经包含5样食物，碳水化合物、脂肪、蛋白质、维生素以及微量元素等各种营养素在同一时间出现，营养相互搭配，味道非常不错。

食物加工越少越好

食物加工包括四个方面：

第一，从地里收获时就开始加工。

比如麦子经过机器加工后脱去外壳，用洗麦机洗净麦子表面，然后将麦粒加水，浸泡18～72小时，温度42℃～45℃，这样把紧贴在麦仁（胚乳）外面的一层糊分离出去。之后，通过风力把表皮与麦仁彻底分开，麦仁拿去磨粉，根据磨粉的程度又分为粗粉和细粉，超市里卖的白面是磨好的细粉。

看看这复杂的过程，就知道从地里到超市麦子要损失多少营养素。分离出去的皮含有大量的维生素、矿物质和膳食纤维，而白面里除了碳水化合物和少量植物蛋白，其他营养素已经所剩无几。

第二，做饭前的加工。

洗菜淘米的过程会损失一部分营养。

第三，做饭过程的加工。

烹调的温度和时间对食物的营养影响较大，特别是维生素 C 等水溶性维生素，一经加热，就会损失，且温度越高、受热时间越长，损失越大。虽然生吃黄瓜、西红柿等果蔬能摄取更多维生素，但并不是所有食物都可以生吃的。另外，做熟吃可以使食物口感更好，还能清除微生物污染对健康的威胁。因此在烹调食物时，要尽可能地控制烹调温度和时间，最大限度地保留食物的营养。

第四，食物添加剂的过度使用。

食品加工行业运用工业制造的流程和化学配方来制造食品：为了让食品味道更好，便添加增鲜剂或其他提高口味的化学物质；为了让颜色看起来促进食欲，便添加色素；为了让香味更吸引人，便添加人工香料；为了避免腐烂，则添加防腐剂。这些添加成分含有多种人体较难分解的化学物质，进入人体后会增加肝脏解毒的负担，诱发肝脏损伤。这类食物最为常见的有方便面、果冻、奶茶、薯片、即食谷物、腌制肉类、饼干等。

以上所有的过程都会加剧营养素的损失，增加人体的负担。

所以大家对天然食物要有敬畏之心，那是大自然赐予的。我们的身体也是大自然的产物，摄取天然食物要比加工食物好得多。

比如白面包和南瓜哪个好？当然是南瓜好。蒸南瓜好还是南瓜粥好？肯定是蒸南瓜好，因为煮成南瓜粥加工的时间比较长。现在还有一种加工好的成品装的南瓜粉，用开水一冲就可以吃，这种肯定是最不好的，因为它不仅加工过程复杂，还含有添加剂。

少食多餐有门道

少食多餐源于一些西方国家流行的饮食减肥新方法。具体而言，就是三餐之外再加一些餐点，每隔三个小时左右进餐，甚至每日进食五餐至六餐。

为什么一天要吃这么多餐？

第一，少食多餐能够持续保持饱腹感，从而减少暴饮暴食的欲望。

第二，对很多上班族来说，工作压力较大，吃东西是缓解压力的方法之一。在工作期间适量加餐，可以振奋精神，缓解压力。

第三，少食多餐能够减轻以往大量进食时肠胃的压力，减轻胃肠道负担，减少肌肉损害，促进新陈代谢，减少体脂，排毒养颜。

少食多餐具体怎么操作呢？

第一步，计算出总能量，将2/3的能量放在三顿正餐中，1/3的能量放在加餐中。

第二步，三顿正餐要做到早上吃好，中午吃饱，晚上吃少，每餐都有谷物、蔬菜和优质蛋白质。

第三步，加餐。上午10~11点期间，早餐差不多消耗完了，这时候可以进行一次加餐，以避免中午太过于饥饿，出现暴饮暴食的情况。下午3~4点可以加餐一次，现在大家都喜欢用"下午茶"这个好听的名字代表下午的加餐，这个时候比较疲惫，可以放松一下，聊聊天。夜宵吃不吃要看晚餐时间和睡眠时间。如果入睡时间比较早，晚餐后不用加餐，但是晚上要加班加点的人还是要吃点夜宵，比如牛奶麦片，既安定神经，又使人有饱腹感。国外很早就流行加餐，比如说日本几十年以前就实行给学生加餐，英国300年前就开始了下午茶。加餐会使得人精神放松、精力充沛。

加餐吃什么?

蛋糕? 饼干? 不是，要补充自己消耗的营养素，选择富有营养的食物，比如几粒坚果加一个水果加一杯酸奶，这样选择三类不同的食物搭配，不仅营养价值高，同时饱腹感也很强。

下午茶的时候可以喝些牛奶、酸奶、咖啡，加上水果和小点心，这也是三类食物，能够缓解疲劳，保持心情愉快。

有些人饿了就去吃面包、甜点或者饼干，这样的加餐只是在一类食物中转悠，营养单一，而且会增加患糖尿病和肥胖的危险。

如果特别想吃甜点也不是不可以，建议少吃一点，在吃的同时要增加一些蔬菜沙拉，哪怕是半根黄瓜。

在这里我还要和大家讲一下运动时如何加餐。糖尿病患者要特别注重生活方式管理，吃动平衡。运动方面要注意一点：一定要吃完饭再运动。如果到了吃饭时间你正好要出去运动，请先吃些东西再走，否则一次低血糖发作就会死掉许多脑细胞。

想要瘦身塑形的人更要注意科学加餐。运动中人体会消耗大量的碳水化合物、维生素、矿物质和蛋白质，而且运动后肌肉组织要重组，如果增加的营养素合理的话，肌肉将变得更加协调有型。运动后可以吃鸡蛋＋牛奶＋蔬菜＋坚果＋水果，也可以把牛奶换成牛肉或者三文鱼。假如消耗的能量很多，而且身材已经很好，那么运动后的加餐里可以增加一些全麦面包类食物。

特别要提醒的是，在运动加餐里去掉蛋黄是个极其错误的做法。肌肉细胞的细胞膜需要大量的磷脂和胆固醇，这些都需要蛋黄提供。

没有放之四海而皆准的食谱

当地饮食专治"水土不服"

现在流行"世界那么大，我想去看看"，外出旅游都成了常态，不像我们的老祖宗那样几辈子都守着自己的家乡。

人群的流动性带来经济的发展，也带来大量的"水土不服"。

我们常说的"水土不服"是指一个人到了一个地方后出现许多不舒服甚至生病的现象。这主要有两个原因：

第一，每个地区都有自己的特殊菌群。

正常情况下，人体的皮肤、黏膜以及与外界相通的腔道，都有细菌、真菌等微生物存在。这些菌群互相依赖，互相制约，彼此和平共处，维持着人体与外界的平衡。正常菌群在人体的消化过程中发挥着重要作用，同时也制约着人体健康。

一个人来到一个新的地方时，外界环境变了，体内环境也随之发生改变。比如一个人到了新的地方很快会发烧、嗓子疼，那是因为新环境中的这种菌或者病毒以前没有接触过，人休要重新认识。等过一段时间，你的微生态环境调整得与当地人差不多了，也就适应了当地的生活。

第二，当地的食物适合在这个地区生活的人。

以前我们的祖辈世世代代在一个地方繁衍生息，吃的食物相对固定。但是现在人们流动性很大，去新的地方出差或者旅游，品尝当地饮食，了解风土人情，这很好。但是如果在这个地方长期居住，一定要搞清楚新的地方与自己原来居住的地方饮食有什么不同，让自己慢慢适应新地方的饮食。比如东北人到海南长期居住，一方面不要总抱着原来的东北饮食不放，另一方面也要注意逐渐适应当地的饮食习惯。

有一年7月，我去新疆讲课，在那里和当地人一起吃羊肉串、大盘鸡。当地正是空气凉爽、天高云淡的季节，我经常把窗户打开，让清新凉爽的空气吹进来。

过了几天，我从新疆坐飞机去广西南宁，一下飞机，就被潮湿闷热的空气包围，坐着不动都会汗流浃背。我突然明白了为什么广西人喜欢喝汤汤水水，喜欢吃水果蔬菜，肉类里羊肉、牛肉吃得不多，主要吃鸭肉和鱼肉。这是因为鸭子和鱼都是水里的动物，偏寒，而羊肉、牛肉偏热，不适合当地气候。

当时我就想，广西巴马出长寿老人，如果把这个地区老年人常吃的食谱搬到新疆，那么新疆人肯定会冻坏的。因为新疆寒冷，人体需要更多的油脂和蛋白质，这是一方水土养一方人的最真实体现。

还有一次，有个药品宣传员来向我介绍一种新药。女孩大约 23 岁，身材不错，但是脸上满是红疙瘩，惨不忍睹。

因为工作习惯，我遇到一个现象，总喜欢和饮食联系起来。

面部长红疙瘩一般是一些代谢产物要从皮肤中出来，第一可能是吃了许多垃圾食品，第二就是水土不服，比如吃辣椒。

女孩的回答证明了我的推断。

她是四川人，半年前来到北京，从此脸上的红疙瘩层出不穷。

我告诉她，四川地区潮湿，吃辣椒有去湿气的作用，但是北京干燥，就不适合吃辣椒了。她明白了，回去后努力克制自己吃辣椒的习惯。

半年后，我再看见她，脸上已经干干净净，重新恢复了清秀容貌，突然发现，这位姑娘原来是个美女。

一方水土养一方人，你到了一个新的地方，就应该按照当地的饮食习惯吃，顺应当地的气候条件要求，这样才能保证健康。

不是每个人都适合喝汤保养

我国地质条件很复杂，地形也多种多样，但总的来说，山区多于平地。

山区包括山地、高原和丘陵，占全国总面积的 2/3 以上。据统计，全国山地约占 33%，丘陵约占 10%，高原约占 26%，平原约占 12%，盆地约占 19%。我国不仅多山，而且多高山，特别是青藏高原周边的山脉，很多山峰海拔都超过 6000 米。

中国四大平原有三个在东部，只有关中平原在西北地区。东部平原气候温暖，水源充沛，而关中平原寒冷干燥，所以各地都有适合当地人生存的法则。比如说四川、湖南、湖北、贵州气候湿冷，这种气候导致汗液排出困难，使人经常烦闷不安，还易患上风湿寒邪、脾胃虚弱等病症。而吃辣可使人浑身出汗，又可驱寒祛湿，养脾健胃，对当地人的健康极为有利。山东、江苏北部、东北平原、内蒙古地区气候干燥，冬天的时候大多数人家都有暖气，如果也是无辣不欢，就会火上浇油，面部红疹层出不穷，口腔溃疡迁延不愈，而且脾气会变得火暴。

生活区域不同，饮食调理的方法也应该有所区别。如山区人缺碘，容易患"大脖子病"，应该适当多摄取含碘的海产品，也可以吃加碘盐，像四川的火锅或者麻辣烫中就经常出现海带的身影，这是个很聪明的办法；气候干燥的西北平原，则应多吃温润的食物，少吃辣椒；对于沿海地区和平原地区，温度要比山区高，所以要多吃蔬菜、水果。

尊重当地的饮食习惯，从个体到环境整体考虑自己的饮食方式，而不是盲目追求流行和口味，不要人云亦云，才能做到吃对少生病。

例如，北吃肉，南喝汤，这是中国人过去的传统习俗。不过现在，南粤地区的煲汤文化已经成为一种时尚饮食，传播到了大江南北。生活在寒冷地区的北方人，从过去不喝汤，到现在也学会了饭前喝汤暖胃；南方人更是把汤的做法、食材种类、喝汤时间等细节，演绎到了极致。

近几年来，总是有人说喝汤对人体多么有好处、多么滋补，电视里有很多大师侃侃而谈，甚至还现场制作汤品供大家品尝。

我每次看到这种节目就非常着急，广东人喜欢喝汤，有它独特的地域因素，而让北方人都像广东人那样喝，是会出问题的。

先搞清楚人为什么要喝汤。

肉类（畜禽类和鱼类）加上配料经长时间煲制，会有不少营养素溶入汤中，比如游离氨基酸、脂肪酸、脂溶性维生素、盐及微量元素。但是从营养成分的浓度来讲，肉还是比汤更有营养。按理说多吃肉才对，可是如果你问老百姓：鸡汤有营养还是里面的鸡肉更有营养？十有八九人们会说汤有营养。为什么回答都是颠倒的？原因主要有三个：

第一，中国过去很穷，一家人偶尔吃到一只鸡，煲成汤，全家可以喝好几天。如果吃鸡肉，一顿饭就没了。

第二，中国过去动物性食物摄入很少，所以那个时候人们的消化能力特别弱，偶尔吃到肉还消化不了，于是在加工方面下足功夫，延长肉在锅里加热熬煮的时间，以减轻胃肠道的负担。

第三，中国过去以农业为主，农民下地干活，出汗多，回来喝上一大碗汤，正好补充了水、盐、脂肪、蛋白质和一些微量元素，因此喝汤盛行。

中国老百姓对汤情有独钟，尤其是南方地区和一些潮湿闷热的西部山区，喝汤成了养生的好办法，被一代一代传了下来。但是适合潮热地区的生存法则并不一定适合北方的寒冷地区。

南方温度高，湿度大，人们在运动时不但会消耗脂肪，盐分也会随汗液排出，所以喝汤对身体有好处；而北方天气寒冷，人们的户外活动很少，很少出汗，如果喝了很多汤，多去几次厕所问题不大，关键是汤里的盐、嘌呤只能从肾脏排泄，这样不但增加了肾脏的压力，还容易患高血压和痛风。

现在即便是南方，也不一定要像以前那样天天喝汤。过去人们完全依赖于外界环境，人与自然和谐融洽。然而如今的环境变了，人们依赖的不再是大环境，而是小环境。南方依然湿热，可是人们所处的小环境就不一定了。比如汽车里、办公室里大多有空调，气温可以一直保持恒温，不冷也不热，所以人们以前防中暑，现在防空调病。

同样的道理，如果让南方人像北方人一样大块吃肉、大口喝酒，也会出现许多不适，比如上火、消化不良等。在南方吃鱼比吃羊肉好，鱼和鸭属于肉类中偏寒的食物，适合天气湿热的地方。北方天气冷，尤其是冬天，要吃羊肉、牛肉，才会有御寒的能力。

所以在考虑到底应该多吃菜还是多吃肉、是喝汤还是喝牛奶这些问题时要看环境——不仅看大环境，是南方还是北方，是夏天还是冬天；还要看小环境和个人差异，长期在室外还是在室内，有暖气没有，有空调没有，是天天开车还是偶然坐车，运动量大不大。总之，量出为入才是保持平衡的好办法。

千万别错过孩子营养摄入的窗口期

如果我问你，七八岁的孩子和七八十岁的老人对营养的需求一样吗？你肯定会觉得好笑，当然不一样了。但实际生活中，让孩子像大人那么吃的人不在少数。

有一次坐高铁，坐在我对面的是一位年轻女子带着一个小男孩。

小男孩 5 岁，瘦瘦小小的，面色较白，小胳膊也细细的，一路上不断干咳。

妈妈对孩子说："儿子，咱们到姥姥家后去医院输液。"

这孩子好像已经习惯了输液似的，点了点头。

我忍不住问孩子妈妈："孩子没有发烧，只是干咳就去输液，是去输抗生素吗？为什么要输液啊？"

孩子妈妈说："他总是咳嗽，我着急呀，以前输过几次液，总没去根。"

我又忍不住劝道："总是输液对孩子不好，一方面抗生素对慢性咳嗽无效；另一方面抗生素会杀死肠道很多正常菌群，将来对孩子一生的健康都会产生不好的影响。还是要找原因啊。"

聊着天，我自己在心里琢磨：没有去根应该是一直没有找到造成咳嗽的原因，慢性干性咳嗽是呼吸道黏膜干燥所致。从营养学的角度来说，就是呼吸道内膜的柱状上皮萎缩，杯状细胞分泌黏液不足，应该是磷脂、蛋白质、胆固醇这些细胞的结构成分不足以及维生素 A 摄入不足所致。我一问，果然如此。

孩子妈妈说："我们家很少吃肉，我们也不吃内脏，他随我们。"

我又问："你们吃鸡蛋怎么样？孩子喝牛奶吗？"

孩子说："我不爱吃鸡蛋，鸡蛋有臭味。我爱喝可乐，不爱喝牛奶。"

我想了想，跟孩子妈妈说："现在孩子才 5 岁，已经出现慢性气管炎的问题，这与身体缺乏蛋白质、油脂、维生素、钙等营养素有关。我们的气管是结缔组织，需要大量的蛋白质和维生素 C。尽管孩子吃水果，可以补充维生素 C，但是蛋白质不够。呼吸道的上皮细胞更新很快，需要不断地供应营养素。你们家孩子要多喝牛奶、吃猪肝，多吃各种肉类和鱼类。孩子在长身体，吃的饭不能和大人一样，否则会影响孩子一辈子的健康，这也叫输在起跑线上。"

孩子的妈妈非常无奈地说："孩子他不想吃，我们拿他简直没办法啊。"

其实妈妈最不应该在孩子面前说"他不想吃，我们没办法"这句话，越是当面说或者让孩子听见，越是巩固这个观念，孩子会越发觉得自己不喜欢这个，不喜欢那个。妈妈以为是爱，实际上有可能是害了孩子。

其实很多营养摄入都是有窗口期的，孩子的营养摄入比例会随着年龄的增长不断变化。

0～6个月，脂肪在营养素中所占比例最高，达到47%，几乎占了一半。随着年龄的增加，脂肪比例逐渐降低，到了4岁，与成年人的比例相当，占总能量的25%～30%。这个量不能再降低，否则会影响大脑发育和脂溶性维生素的摄入。

0～6个月的孩子只喝母乳、牛奶或者配方奶，不吃粮食和蔬菜，也能够很快长大，说明母乳、牛奶和配方奶已经包含了人体需要的所有营养成分。

孩子6个月时，开始加辅食。第一个加的辅食就是鸡蛋，鸡蛋里有磷脂、蛋白质和胆固醇，而且鸡蛋富含的磷脂是卵磷脂，正好是大脑生长发育最好的原材料。以后孩子的辅食再逐渐增加粮食和蔬菜，慢慢过渡到普通饮食。

在孩子成长发育的过程中，很多家长以孩子吃饱为原则，总拿馒头、粥、面条喂养孩子，却忽略了最重要的，也是营养最全面的营养品：奶类和蛋类。

青春期营养不良最容易伤及大脑

孩子在生长发育期，细胞有丝分裂活跃，细胞总数在增加，相当于正在盖高楼。虽然与成年人一样每天会有细胞死亡，但是细胞增殖的速度一定比细胞死亡的速度快，数量也多得多。因此，孩子吃饭时要特别注意多供应些与结构成分有关的营养素。

在这里，给大家讲一个我印象特别深刻的案例。

有一位 14 岁的女孩，经常突然在夜间全身抽搐、咬破舌头，每次持续发作 1 ~ 2 分钟，可她清醒后根本记不起来发生了什么事情。她一个月要发作 4 ~ 5 次，医院诊断为"癫痫大发作"，要吃抗癫痫药。

因为我曾经在神经内科工作了 20 多年，当这个孩子和父亲找到我时，我很清楚这个诊断没有问题，用药也很规范。但是现在我学了营养和健康管理，思路发生了变化，不想只是解决症状，更希望找到源头。

我问孩子的父亲："这个孩子以前没有类似症状，发育也还正常。最近有什么特殊的事情没有？比如月经状况、学习压力情况。"

这么一问，提醒了孩子父亲："对，她来月经一年多了，发作是在来月经之后。学习压力不大，不过现在喜欢看手机，手机不离手，有时候晚上很晚还在看。"

　　我又询问饮食情况，她父亲说："她什么都吃，我们吃什么她吃什么。不过，她不喜欢吃肉。"

　　"那你们大人平时吃什么？"我刨根问底。

　　"我们喜欢吃面条、馒头、炒菜。我和她妈妈经常吃肉，但是她说不好咀嚼，就是不吃。鱼要挑刺，所以她也不吃。"

　　"你们家怎么吃鸡蛋？"这是我特别关心的问题。

　　孩子爸爸说："我们只吃老家带来的鸡蛋，不买市场上的鸡蛋。一年我们家大概能吃10斤鸡蛋。"

　　10斤鸡蛋什么概念？1斤鸡蛋大概是7个，10斤70个，三个人吃，一个人一年只吃20多个，相当于一个月不到2个。

　　我把最后的希望寄托在牛奶上面，孩子爸爸的话又让我失望了："我们家从来不买牛奶。早上喝各种粥，孩子现在特别喜欢喝饮料。"

　　我终于明白这个孩子为什么会癫痫发作了。

　　女孩子从青春期开始，生长发育增快，同时有月经出现，每个月都会流失一些血液，之后需要尽快补充蛋白质、脂类、铁、钙、镁等营养素。另外，这个孩子喜欢用手机，用手机会大量消耗维生素A和必需脂肪酸。但是这个孩子的饮食不是根据需要来改变，而是根据口味喜好来决定。大脑长时间缺乏营养素，造成大脑的神经结构出现问题，神经递质也会出现紊乱，于是某些大脑细胞出现异常放电，导致癫痫发作。

　　我告诉她父亲："孩子必须补充动物蛋白，把甜食去掉，米饭、馒头不能吃这么多。你们当父母的要干许多活，运动量大，但孩子运动很少，脑子和眼睛反而很辛苦，不能和你们吃的饭一样。"

她父亲听取了我的意见，把粮食改成粗粮，每天让孩子吃鸡蛋、牛奶，多吃各种肉类。3 年后，我又见到了这个姑娘，她的癫痫从原来一个月发作 4～5 次已经减到一年 1～2 次，更可喜的是她服用的抗癫痫药从两种减成了一种。

产妇饮食要清淡是个伪命题

膳食指南主要针对本国或者本地区居民的普遍营养问题，所以并不完全适合本国或本地区的所有居民。产妇的营养需求比一般人大，通常各个国家都会把这部分内容单独提出来写，所以大家千万不要把一般人的饮食标准放在产妇身上。

有一天，有个朋友特别高兴地告诉我他当父亲了，孩子出生一个月了，同时他问了我一个问题："夏大夫，我们家的月嫂告诉我们要少吃油、少吃肉，清淡饮食，这对吗？"

我听了之后怒火冲天，哪里来的这样的月嫂，骗钱不说，还坑害产妇和孩子。我告诉他："这样的月嫂赶紧辞了，产妇应该吃什么都不懂，还干什么活？连没有文化的农村大妈都懂，产妇刚刚生完孩子，身体亏损严重，要多补充高营养的食物，比如鸡蛋、鱼类、肉汤、肝脏。再说，孩子喝的奶是妈妈身体中浓缩的精华，母乳中的蛋白质质量很高，包括酪蛋白和乳白蛋白，脂肪含量比牛奶和羊奶都高，约占总能量的 47%，还包含大量的脂溶性维生素（维生素 A 和维生素 E）。如果产妇的饮食中没有油脂和优质蛋白质，母乳中的这些营养成分从哪里来？产妇的饮食是要补充两个人的需求量的，所以产妇要比正常人多吃肉、蛋、奶、鱼才对。"

我的朋友恍然大悟："怪不得我老婆总说头晕，一点力气都没有。前几天去医院检查，医生说她贫血。看来中国的传统文化中讲的坐月子要多吃鸡蛋，多喝骨头汤、鱼汤和猪蹄汤还是有道理的。"

我点头赞成，说："这段时间给产妇补充高蛋白、高脂肪的饮食，一方面可以把生孩子过程中失去的血补回来；另一方面多补充营养，奶水的质量也会好。"

老年人吃好比吃饱更重要

老年人总体代谢水平下降，咀嚼能力降低，消化酶的分泌量减少，所以总觉得口干、胃肠蠕动慢。但是老年人的营养需求与成年人差不多，膳食结构应按照成年人的方法计算，依然要做到食物多样化，只是加工时注意做到好消化、好吸收、易咀嚼就可以了。

老年人吃饭最容易存在的一个问题就是，只求容易咀嚼，不求吃好，只管吃饱。一些人觉得自己的咀嚼能力差了，就天天喝粥、喝汤、吃面条，要不就把菜煮很长时间。

特别提醒老年人们，在吃食物以前先看看吃的食物里含有什么营养素、有多少种，然后再想怎么加工才好消化和吸收。

第一，要学会正确地喝粥。

粥是通过长时间加热把米粒熬成糊精，虽然易消化吸收，但容易迅速升血糖。如果您血糖不高，又特别想喝粥，可以往粥里加入多种食物，做成更有营养的食物，比如粗粮粥、瘦肉粥、猪肝粥等。而且一次要少喝，再增加一些蔬菜、肉类，这样升糖力量会弱一些。

第二，吃肉并不是一件很困难的事情。

由于胃蛋白酶和胃酸的减少，老年人的消化系统对蛋白质的分解能力下降，但是身体每天都需要蛋白质。肌少症是老年人的常见病、多发病，老年人因为肌肉无力而摔倒致残甚至致命的事情常常发生，延缓肌肉衰减对维持老年人的活动能力和健康状况极为重要，所以老年人要努力补充蛋白质。

怎么努力？把肉炖烂，每天吃些很好咀嚼的肉类。对北方人来讲要多吃肉，少喝汤；还可以买肉馅，做成各种各样的食物。鸡蛋每天必须保证，另外要多喝牛奶、酸奶或者奶酪，买奶粉喝也可以。

第三,三餐正常吃，加餐也很必要。

前文讲到现在上班族流行加餐，能减轻以往正餐大量进食时肠胃的压力，减轻胃肠道负担，促进新陈代谢，减少体脂，有利于健康。其实，老年人也不要太遵守一日三餐的老习惯，要增加餐次，少食多餐，把一天身体需求的营养通过嘴巴补进去。

病人饮食要侧重纠偏

如果说我们的健康是一条康庄大道，那平衡膳食就是走在大路的中间道，但如果饮食不平衡，就如同走路朝一个方向偏，短时间内可能还在路上，时间长了，早晚会掉进两边的"沟"里。为什么说是两边的"沟"？一些人吃米面和肉类很多，喝饮料，不爱吃菜，造成腹胀、便秘和肥胖，血压高、血糖高，这属于往左偏的一类；另外一类人怕多吃，不敢吃肉类，躲避油类，整天吃粗粮、吃蔬菜，属于往右偏的一类。这两类人都容易早早出现健康问题。

方向跑偏，就如生活中吸烟喝酒，或吃咸菜吃面条，短时间内看不出问题，甚至觉得很享受，但是在日积月累中会造成大问题。在每一天的跑偏中，不知不觉，人就会逐渐觉得不舒服，这就是人们常说的亚健康状态。

亚健康的人去医院检查也没什么问题，但就是不舒服。这时候，就要好好审视自己的生活方式，赶紧纠正。我们在饮食上要看自己是否做到饮食摄入与输出的平衡，缺什么补什么、缺多少补多少，把偏离的"航线"纠正过来，才能继续在健康的大道上前行。

如果不去纠正，继续偏下去，你会感觉更加不舒服，化验结果开始出现问题，血压开始升高，心率开始加快，于是你开始就医，希望医生把问题给你解决了。但是医生也不知道你是怎么走到这一步的，只好给一些药物对症处理。

如果已经出现了疾病症状，说明身体里的营养"亏空"已经很严重了，靠普通人的膳食已经纠正不回来了，所以往往此时我们给的营养方案也很"偏"。

总的原则是把不良习惯去掉，然后把亏空不足的营养尽快地补回来。

某些食物在一段时间内甚至要禁止吃。如高血压患者，不许吃咸菜、面条，连汤都不许喝。同时，有些东西要狠补，要比正常人吃得还多，比如蔬菜要大量吃，还有牛奶，一般人每天喝300毫升，而患者每天要喝500毫升。

除了饮食要经常调整，确诊 1 ~ 3 个月的患者必须去复诊，因为要观察纠偏到什么程度了。

我有一位高血压患者，刚开始我不让他吃面条，不让他喝汤，而是喝牛奶，多吃瘦肉、蔬菜、水果，让他多运动。他执行得特别好，整体健康状态越来越好，降压药从三种降到一种。

有一天，他突然可怜兮兮地问我："特别想吃面条，一点儿面条都不能吃吗？"

我一听就乐了，我说："以前你血压控制不好，所以不让你吃面条、喝汤。现在你血压达标了，人也经常运动，出汗比以前多了，可以吃一点儿面条或者喝些汤，适度就好。"

工种不同，饮食有别

工作种类不同，所消耗的营养成分也不同，饮食当然也要有所调整。

前段时间我家装修，第一部分是拆除工作。几个工人抡着大锤子，背着水泥块，汗流浃背。他们个个身材标准，不胖不瘦，并且肌肉发达。这些体力付出非常多的人就应该多吃面条、红烧肉和大馒头，吃的菜也要咸一些。

经过一个月的装修改造，终于到了装电灯的时候。我一边看着喜欢的电灯往墙上挂，一边和这个电工聊天。他告诉我他血压 180/100 毫米汞柱，间断吃药。

我赶紧嘱咐他必须按时吃药，如果不吃药很有可能会出现脑出血或者脑梗死，同时告诉他："千万别吃咸菜，别吃面条。"

他惊讶地瞪大眼睛："我天天吃咸菜，也天天吃面条。我从小就吃这些。"

我问："你们是装修队，你做电工，体力活儿多吗？"

他说："不多，比起瓦工我这是轻体力活。除了安装电灯，布线，其他力气活没有。"

所以呀，同是装修队的工人，付出的体力不同，吃的食物也不能一模一样。

接触电离辐射多的人员应保证充足的营养，尤其要注意优质蛋白质的摄入，如肉、蛋、奶；宜选富含必需脂肪酸和油酸的油脂，如亚麻籽油、鱼油、葵花子油、大豆油、玉米油，这些营养素可降低对辐射损伤的敏感性；还要多吃蔬菜、水果。

经常运动的人和农民、建筑工人等体力劳动者，能量消耗巨大，膳食方面要提供充足的能量，保证谷物摄入充足，适量增加红肉等的摄入，如多吃牛肉等。另外，多吃鱼类、鸡蛋、乳制品等，有助于壮骨强筋，降低外力挫伤损害。

脑力工作者，比如文字编辑、程序编辑员等，长期在室内伏案工作或操作电脑，容易引起脑细胞疲劳，久而久之产生头晕、失眠、记忆力下降等神经衰弱症状。长时间静坐工作，能量消耗少，易出现脂肪堆积。在饮食上，早餐绝对不能少，碳水化合物应选择各类粗粮谷类，适当提高蛋白质比例，如奶、蛋、鱼、瘦牛肉、虾等；脑内需求最多的脂类为卵磷脂，因此要增加磷脂食物，如鸡蛋、肝脏、大豆、花生仁、核桃、芝麻等；还要多吃蔬菜、水果。

长期面对电脑工作，要特别注意维生素 A 的补充，这对提高视力、防止眼睛干涩有好处。而补充维生素 A 最好的方法是吃动物肝脏，另外也可以补充植物中的胡萝卜素。

另外，女性与男性的生理结构、饮食偏好、个人嗜好等方面的不同，对于营养素的需求量及需求种类也是不同的。

男性肌肉多，女性肌肉少，男性吃肉就得比女性多一点儿。

一些男性喜欢熬夜、吸烟、喝酒，导致体内多种维生素的需求增大，所以更应该多吃蔬菜、水果，多吃动物内脏，多吃坚果，多补充维生素 A。

女士每个月有月经血的输出，所以应该更多地补充些动物肝脏、血制品和有补铁效果的植物性食物，比如猪肝、猪血、鸭血、芝麻、蘑菇、木耳、海带、紫菜、桂圆等。补铁同时补充维生素 C，可以促进铁吸收，所以要多吃水果。

男性精液里含有大量的锌，体内锌不足，会影响精子的数量与品质，而维生素 E、维生素 A 都对提升男性生殖能力非常有帮助。所以，男士应多摄入一些富含锌、维生素 E 和维生素 A 的食物，如牡蛎、杏仁、榛子、胡桃、小麦胚芽、白萝卜和动物内脏等。

女性在备孕期、怀孕期以及哺乳期对营养素有更多的需求。比如叶酸对想要生孩子的女性尤其重要，如果在怀孕前 3 个月内缺乏叶酸，可引起胎儿神经管发育缺陷，导致畸形。所以准备怀孕的女性要多吃富含叶酸、锌、铁、钙的食物，为孕早期胚胎正常发育打下坚实基础。

女性要侧重补充维生素 C、维生素 E、叶酸、维生素 A、铁、钙等营养素。更年期、孕期和哺乳期时女性都需要更多的钙，所以一定要多喝牛奶或者吃奶制品和鸡蛋。

总之一句话，只有因时、因地、因人施膳，才能达到祛病延年的效果。

PART 04

我们到底应该怎么吃

西方有句谚语叫作：You are what you eat. 翻译成中文就是：你是你吃出来的。

按照一个人寿命 70 岁计算，人一辈子要吃 8 万多顿饭，总计可达 50～60 吨重，能装满满一车皮。同样吃这么多饭，为什么东方人较西方人矮小？这一定是遗传决定的吗？

这几年，我经常去加拿大，对这个问题有了许多新的体会。

加拿大是个移民国家，第一代华人多来自广州、香港和台湾，一般身高都不高，但是他们的子女，从小在那里长大，身材比父母高很多，比国内同龄人也魁梧健壮很多。

为什么血统没变、遗传基因没变，身高却变了？

其中一个很重要的原因就是饮食结构不一样了。

在欧美国家，孩子每天吃的蛋白质、脂类非常多，如第一章中我们强调的，蛋白质、脂类这些营养素是人体细胞的结构成分。而中国的传统饮食以碳水化合物为主，碳水化合物为细胞提供的是什么呢？能量。差别显而易见。

在国外长大的华裔儿童，饮食结构基本上与欧美国家一致，日积月累带来了身高的明显改变；国内长大的孩子由于从小吃的饭还是父母习惯的饮食，当然下一代与上一代人身材相差不大。

"二战"以前的日本人，身材都很矮小。"二战"后，他们在美国影响之下，开始在饮食中大量增加牛奶、肉类，身材就逐渐高大起来。在日本小学里，学生们有配食制度，非常注重正餐和加餐的饮食结构和营养。现在日本人的平均身高已经超过了我们中国人的平均身高。

所以大家千万别小看这一顿饭：现在的你是过去每一餐的积累；未来的你能够拥有什么样的健康状态，由从今往后的每一餐决定。

从全国营养调查综合结果来看，有两种典型现象在我国居民的饮食中普遍存在：

第一，营养不良。

这种情况主要集中在经济落后地区。这些地区的孩子和大人一年中很少能吃上肉、鸡蛋，更谈不上牛奶，所以普遍较矮，抵抗力较差，容易患感染性疾病，肿瘤以胃癌和食道癌居多。

然而近些年来在大城市也出现许多营养不良的人，包括老人、孩子和白领，经济情况很好，但是孩子挑食，大人怕胖、怕胆固醇高，造成新一轮的营养不良。

第二，营养不平衡。

这种情况主要发生在经济水平较好的地区。发生这种情况主要有两种原因：一是不恰当的节食，肉类、内脏、鸡蛋很少摄入，但是蔬菜、米面一点不少；二是暴饮暴食，不懂得营养搭配，肉类、糖类、酒类摄入过多，蔬菜、水果摄入偏少，维生素、矿物质以及现在越来越受重视的膳食纤维欠缺。

在肥胖、高血压、糖尿病、高脂血症日益高发的今天，饮食已经不仅是养生的问题，更是一个防病治病的方法。我们必须重视每一天的饮食，不仅要关注舌尖上的味道，更要关注舌尖上的科学。

肉蛋奶类：普遍吃得太少而不是过多

2015 年，《中国居民营养与慢性病状况报告》发布了一组统计数字，中国成年男性的平均身高为 1.71 米，女性为 1.58 米，引起不少人质疑。

世界各国男性平均身高列表中，排在最前面的十个国家都是欧洲的。荷兰人以 1.82 米的平均身高位居第一，韩国排在第 24 位，为 1.73 米，日本排在第 29 位，中国男性的平均身高在全世界排到了第 32 位。同样是亚洲国家，韩国在我们前面，日本也在我们前面。

通常，人们认为经济实力强的国家国民身体素质好，身高要高于经济相对落后国家。然而 2015 年，中国 GDP 已经名列全球第二，身高却和经济并不发达的国家排在一起，经济实力和平均身高完全不匹配，这是为什么呢？一个非常重要的原因就在于身高主要与动物类食品关系密切。在我国的饮食结构里，大多数地区的日常饮食以粮食和菜为主，动物类食物吃得太少了，牛奶的摄入量更是在世界平均水平以下，这种饮食结构就直接导致了骨骼发育的原材料不够。

一句话，我们的肉、蛋、奶等富含蛋白质、脂肪的食物不是吃得太多而是太少了。那到底如何吃动物类食物呢？

猪肉、鸡肉和鱼肉，哪个最有营养

肉的种类丰富，畜禽类、鱼虾类都算是肉类。

我们可以简单地把肉的来源分成三大类：没有腿的鱼类、两条腿的禽类和四条腿的畜类。

• 没有腿的鱼类：各种鱼类、贝类，虾和螃蟹尽管有很多腿，但是从营养成分上考虑可以列入没有腿的行列。

• 两条腿的禽类：鸡、鸭、鹅等。

• 四条腿的畜类：牛、羊、猪等。

我们经常听说，吃肉的原则是四条腿的不如两条腿的，两条腿的不如没有腿的，这句话对不对呢？在我看来，这句话过于偏颇，而且这个声音来自美国。美国人猪排、牛排、鸡肉吃得很多，吃鱼很少，因此他们国家提倡多吃没有腿的鱼类。

我们从营养素角度来具体分析一下：

从蛋白质含量来看，这三种肉类平起平坐，差别不大。

从氨基酸利用率来看，四条腿的畜类胜出。氨基酸是构成蛋白质的基本单位，同时还是组成大脑的重要物质。因为四条腿畜类的氨基酸比例更接近人体氨基酸比例，我们食用后利用率更高。

从脂肪含量来说，四条腿的畜类脂肪含量要多于两条腿的禽类，没有腿的鱼类排在最后。

从脂肪质量上讲，没有腿的鱼类胜出，因为鱼类（尤其是深海鱼类）体内主要含多不饱和脂肪酸。

再看微量元素，那就各领风骚了。

表4　动物类食物富含的微量元素对照

微量元素	含量丰富的食物
维生素 A	鸡、鸭肉
硫胺素（维生素 B_1）	猪肉
核黄素（维生素 B_2）	鸭肉
维生素 E	鸡肉、牛肉
铁	牛肉含量最高，其次是羊肉、猪肉和鸭肉，鱼类最低
锌	贝类、牛肉

综上所述，每种肉食都有自己的优势，没有哪一种是全能冠军，所以我们餐桌上的肉食要多样化，四条腿的畜类、两条腿的禽类和没有腿的鱼类都要吃。

豆类代替不了肉、蛋、奶、鱼

虽然肉、蛋、奶、豆、鱼都富含蛋白质，而且很多资料告诉我们豆类中的蛋白质含量要高于肉、蛋、奶、鱼，但绝不能用豆类来代替肉、蛋、奶、鱼。

因为如果要全面评判食物中的某种营养素，不仅要看其含量是否高，还要看摄入后是否能被人体吸收，最后还要看其能否被人体充分利用。因此吸收了不等于被利用，只有被细胞利用了，才能证明这个食物吃进去是有意义的。否则，吸收了不被利用，还需要从肾脏排出去，反而会加重器官的负担，豆类就属于这种情况。

我们前面说过，四条腿的畜类中氨基酸的比例与人体自身需要的氨基酸比例接近，越接近，利用率就越高。

而黄豆类的氨基酸利用率比较低，限制了整体利用。

《中国居民膳食指南》指出，建议每天可以吃 25 ~ 50 克豆类食物。可是有些人早上豆浆加各种杂豆粉，中午吃豆腐，晚上还要炒豆角、青椒炒干丝。这样一天摄入的豆类食物太多，会对肾脏造成压力，从而引发痛风，出现尿酸高和尿素高的症状。

很多人偏爱豆类的一个原因是媒体宣传常说大豆富含卵磷脂。人体中的大脑、骨髓、心脏、肺脏、肝脏和肾脏中都含有卵磷脂，卵磷脂具有保护肝脏、促进大脑发育、调节血脂、预防心脑血管疾病等多种功效，所以大家确实要努力多吃一些富含卵磷脂的食物。

含卵磷脂最高的食物有 3 种：蛋黄、动物肝脏和大豆。

其中，大豆中卵磷脂含量占 1.3% ~ 2.1%，一个人每天大约需要 1 克卵磷脂，如果全部靠大豆获取的话，一个人每天要吃 100 克大豆才行。而大豆及其制品每人每天的建议摄入量是 30 ~ 50 克，所以单靠吃大豆获取足量的卵磷脂看来是不可行的。

鸡蛋呢？每枚鸡蛋里约含有 700 毫克卵磷脂，小身材大密度，是不是吃鸡蛋更现实呢？建议可以通过吃鸡蛋来获取卵磷脂。但需要注意一点，卵磷脂怕高温，高于 50℃就会丧失其功能。所以，做鸡蛋时要注意时间不要太长，蛋黄刚一凝固就要关火。

另外，要强调一下，我并不是说黄豆类食物不能吃，而是说不要把这类食物神话。大豆中蛋白质含量是很多，而且超过了肉类和牛奶。但是，它的氨基酸比例与人体结构中的氨基酸匹配度要差一些，因此大家不要长期单吃，比如单独喝豆浆，而是要与其他食物合在一起吃，这样能弥补大豆的短板；而且也别指望吃点黄豆，就既能补充卵磷脂又能补充雌激素。

有一次，我和一些朋友在一起吃饭，有个女孩说："大豆有大豆异黄酮，是植物雌激素，对于更年期女性有益，我经常劝我妈妈多吃一些。"

我就问她："您父亲是否一起吃豆制品？"

她想了想："对，我爸可爱吃了。"

我乐了："男人不仅吃黄豆，豆浆也喝吧，豆制品也吃吧。您什么时候看到过男人喝了豆浆，吃了豆制品，胡子没了，乳房长出来了？"

所以，很多事情都要动脑想想，有些在实验室里的数据不能拿到现实生活中来，因为吃大豆要想出现预期效果，那要一次吃好几千克，现实生活中是完全不可能的。

还有一种说法是豆制品吃多了会得肾结石，其实这不是谣传，豆制品吃多了的确容易得肾结石。原因是大豆食品含草酸盐和磷酸盐较高，这两种成分要从肾脏排出。

当尿液中草酸钙的含量增多，达到饱和状态时就会形成草酸钙结晶。小的草酸钙结晶可排出体外，但如果结晶没能及时排出，加之尿液中草酸钙长期处于饱和状态，就会使结晶变大，形成草酸钙结石。所以，豆制品的食用不能过量。

大豆蛋白质含量高，但其蛋白质利用率比较低，这说明从肠道吸收的大豆蛋白有很大一部分没有被人体利用，分解代谢之后要从肾脏排出。正常情况下，这没有问题，但是在肾脏已经出现问题时，排出受阻，很容易出现尿素高、尿酸高、肌酐高，所以肾病患者还是要少吃豆制品。

因为食品安全而不吃肉是因小失大

许多人不敢吃肉是因为担心食品安全问题。比如有人会说：鸡吃了饲料，饲料里有抗生素；牛打了激素；鱼生活在鱼塘里，饲料里面有药物添加；等等。

食品安全的确是现在以及未来人们生活需要面临的重要问题，但是不能因为存在这样那样的问题而放弃这一类食品。放弃意味着从这类食物获得的营养素会不够，长期拒绝这类食品会造成身体中某一类营养素亏空。我们不可能回到狩猎时代，带着刀子、斧子、棒子，或者好一点的话带着猎枪，去森林中打猎，然后现烤现吃，所以你只能选择到市场上购买。在这种情况下，不吃意味着什么呢？

我来说说我遇到的一个患者。

这位患者收进来的时候，60 岁，脑梗死，到医院的时候已经奄奄一息，发高烧，肺部听诊里面像是开了锅，全是湿性啰音[1]。

这个患者以前没有糖尿病，血压平时比较低。她是个知识分子，看过一些书，也很喜欢看与养生相关的电视节目，尤其是涉及食品安全的新闻更是关心。

听多了，看多了，她开始不敢吃肉，说是有抗生素；不敢吃鸡蛋，说是鸡吃了有污染的饲料；每一次炒菜前都要把菜洗很多遍，再煮得烂一些，这样心里才踏实。要么不吃，吃也都是破坏营养素的吃法，时间久了，缺乏营养，她的身体状态也越来越差，经常到我们医院看病，一病就输抗生素或者吃抗生素。

她这次发病是因为感染引起发烧，站起来的时候头晕，导致摔倒而不省人事。究其原因还是由于血管中血液太少，血压低，往大脑输送的血不能送到脑组织，于是出现了脑血栓。

---

[1] 湿性啰音是由于吸气时，气体通过呼吸道内的分泌物如渗出液、痰液、血液、黏液和脓液等，形成的水泡破裂所产生的声音。

这样一个身体营养储备极差的患者仅仅依靠输活血药是不行的，而且已经不能采用脱水方法，为什么？因为血压只有80/50毫米汞柱，快要休克了。

接着做药敏试验，结果显示几乎对所有的抗生素都耐药，这是她长期吃抗生素类药物的结果。

怎么办？

我脑子里不停地转：此时要用生命支持的最基本方法，增加血容量，同时让患者自己的抵抗力尽量发挥作用。

于是我们下鼻饲管，往胃里注入全营养素，同时向静脉里补充一些营养素。

两天以后，患者的血压上来了，心率从120次／分降到90次／分。两周之后，患者可以说话了，3周后转到康复病房。

出院的时候，患者仍然保留着鼻饲管，因为她的吞咽能力依然很差，需要靠鼻饲喂养来保证一天所需的营养。

经过有效的救治，患者虽然脱离了生命危险，但还是留下了后遗症——左侧偏瘫，生活无法自理，后半辈子只能依靠家人的照顾。

所以大家千万别因为食品安全问题，就完全舍弃肉类、蛋类，动物类食物和植物类食物都要吃。人体有自己的排毒能力，如果我们能做到不挑食不偏食，少食多餐，即便是吃进去一点有害物质，我们的身体也是能够排出去一部分的。对身体来讲，做任何选择都要考虑风险收益，吃所获得的好处比坏处要大得多，事关健康，不可因小失大。

如果一定要在食品安全隐患丛生的情况下，给大家一点如何选择动物性食品的建议，我想大家应尽量选择到安检制度更加严格的正规大超市购买。如果在超市买包装好的熟肉制品，最好买有品质保障的大厂家的。另外，一定看好保质期。

搭配对了，吃肉皮才美容

我有一个朋友，经常做美容，脸上皮肤非常好。她事业心很强，工作压力也很大，睡眠质量比较差，因此身体不是很好，经常感冒，消化功能差，还动不动关节疼痛。这些症状提示，她生病的原因是蛋白质缺乏性营养不良。说得更明白一点，我们可以把这种情况比喻成一面糟糕的墙，表面用水泥抹平，好像很光鲜，实际上却是豆腐渣工程。

我问过她平时的饮食，她告诉我，她一个星期吃 3 个鸡蛋，偶尔喝些牛奶，基本不吃肉类（畜、禽、鱼）。但有意思的是，她吃肉皮，她的理由是肉皮里有胶原蛋白，可以美容。

说到蛋白质，我们一起来回顾一下三种蛋白质的分类。

人体中有多种氨基酸，这些氨基酸有多种组合方式，不同的组合能合成不同的蛋白质。

第一种，完全蛋白质。特点是食物含有的必需氨基酸种类齐全，数量充足，比例与人体需求基本吻合。单独吃这类食物就可以维持成年人健康，促进儿童的正常生长发育。这类食物主要是动物蛋白质，如乳类、蛋类及瘦肉（畜类、禽类和鱼类）。比如小婴儿仅仅靠妈妈的母乳就可以健康成长，因为母乳里的氨基酸与孩子的需求完全符合，在半岁以内母乳里的氨基酸数量和种类都能满足孩子的需求，但是半岁以后就不够了，需要增加一些肉类、鸡蛋类的辅食。

第二种，半完全蛋白质。所含的必需氨基酸种类不够齐全，比例与人体需求不太符合。如果将半完全蛋白质在膳食中作为唯一的蛋白质来源，可以维持生命，但不能促进生长发育。比如单独吃米、面、土豆、坚果等，大家可以看到这些都属于植物蛋白质。所以从小以粮食、蔬菜为主，很少吃动物类食物的人个子都比较矮，中国的南方人普遍就是这样；而东北、内蒙古、新疆这些地区的人吃肉、蛋、奶多，所以这里的人个子大多比较高大。

第三种，不完全蛋白质。食物中缺少很多必需氨基酸，把这类食物作为唯一的蛋白质来源，既不能维持生命，更不能促进生长发育。比如玉米、豌豆、肉皮、蹄筋中的蛋白质都属于不完全蛋白质，单独靠这些食物获得蛋白质，生病是必然的。

说到这里，我们可以看到，肉皮里的胶原蛋白主要是第三种蛋白质，在脸上抹抹还可以，但是吃进去能不能到达皮肤就难说了。因为肉皮里的氨基酸种类太少，并且大多数是非必需氨基酸，与人体需要的整体比例不相符。

所以，吃肉皮美容，是不是有些一厢情愿了呢？

一个人吃饭是为自己的细胞吃的，细胞需要大量的氨基酸，如果吃进去的氨基酸与自己细胞需要的氨基酸比例相吻合，那么浪费的氨基酸就少，利用率就高。所以我们不能仅仅看某一种食物中的氨基酸或者蛋白质总量，如果蛋白质数量高而质量不高，那么剩余的氨基酸要从肝脏代谢成为尿素，最后从肾脏排出，给肝脏和肾脏带来压力。因此医生调理疾病时特别讲究氨基酸比例，尤其是遇到患者肾脏有问题时，一方面要想办法给患者的细胞送去营养，另一方面又不能给患者的肾脏造成压力。

吃蛋白质的目的是获取氨基酸，如果这个食物的氨基酸种类和比例与人体每天所需要的基本相同，这种蛋白质就是最好的。母乳就是这样的蛋白质，可是只有小婴儿可以有这个口福。

对大多数人来说，可以选择鸡蛋，因为在众多食物中，鸡蛋的必需氨基酸比例最接近人体的需要，所以能充分有效地被人体吸收利用，吸收后浪费的氨基酸很少。

不是每种食物都如鸡蛋这么好，比如粮食中蛋白质赖氨酸含量较低，然而豆类中蛋白质赖氨酸含量丰富。如果把粮食和豆类混合食用，正好相互弥补了氨基酸的不足，从而提高了蛋白质的营养价值，这种现象就是蛋白质互补作用。

贫血人群要特别注意肉食摄入

有一天，我在我的微信朋友圈里看到一张化验单，是位 30 多岁女性的血常规，其中血红蛋白只有 7 克，同时红细胞压积、平均红细胞体积、平均血红蛋白浓度等显示都是向下的箭头，这些指标综合起来可以诊断为典型的缺铁性贫血。

我在下面留言：建议多吃畜禽类红肉，还要吃肝和鸭血。

结果获得了许多同行的认可。

为什么？因为红肉、肝脏、鸭血中含血红蛋白铁，吸收利用率高，可以有效补铁。

在我国，不少女性都有贫血症状，原因主要分为三个方面：

第一，众所周知的月经问题，出血越多，失去的血红蛋白和铁就越多。

第二，许多女性总以为吃肉会导致肥胖，总想通过吃素食来减肥，但是大多数这样的人不但损害了健康，而且肥胖稳如泰山。

第三，女性生孩子的过程要损耗大量营养素，如果补充不足会引起营养不良。

其实补血不难，只要学会科学饮食，这些问题都好解决。

动物性食物不仅含铁丰富，其吸收率也高，可达 25%。而植物性食物中的铁元素受食物中所含的植酸盐、草酸盐等的干扰，吸收率很低，仅仅为 3%。

在所有食物当中，红肉是铁元素的重要来源，其中牛肉中铁含量尤其丰富，每 100 克牛肉中铁元素的含量为 3.3 毫克，是相同质量猪肉的 2 倍，也高于羊肉中的铁含量。

值得一提的是，牛肉遇到西红柿后，可以使牛肉中的铁更好地被人体吸收，有效预防缺铁性贫血。而且在炖牛肉时，加上些西红柿，能帮助牛肉更快软烂，两者是很好的组合。

此外，鸭血也不错，在开水里煮一煮，捞出来，放点作料，既快捷又好咀嚼，不仅女性，老年人和小孩子都可以经常吃，预防贫血。

牛奶是一种近乎完美的食物

人体所需要的各种营养物质除了膳食纤维外，其他营养素都可以在牛奶中获取。牛奶由近 300 种元素组成，其中含有多种丰富的人体所必需的营养元素，如蛋白质、脂肪、乳糖、维生素、钙、磷等。

牛奶不仅营养组合完整，而且相当平衡。平衡与合理的营养组合，有利于机体的吸收利用。

牛奶中的干物质占 11% ～ 13%，其余的是水分。每 100 毫升的牛奶中，蛋白质占 3.2 克，脂肪占 3.7 克，碳水化合物占 4.8 克，钙 110 ～ 120 毫克，磷 93 毫克，铁 0.2 毫克，维生素 A39 微克，维生素 B_1 0.04 毫克，维生素 B_2 0.13 毫克，维生素 C 1 毫克，烟酸 0.2 毫克。每 100 毫升牛奶，可提供的能量为 69 千卡。

特别是对孕妇而言，在怀孕期间需要大量的营养物质，这些物质都可以从牛奶中获取。

此外，喝牛奶有保护消化系统的作用，同时还能够有效地促进溃疡病灶的愈合。这是因为牛奶中所含有的一些物质能够中和胃酸，加强胃功能，特别是在胃炎的恢复以及治疗上更具有一定特效。

而且，牛奶是补钙最好的食物。每 100 克牛奶可提供 110 ～ 120 毫克钙。对补钙来说，吸收好尤其关键。如果一种食物含钙量极高，但却不能被人体吸收，吃再多也无济于事。牛奶和奶制品不仅含钙量高，进入人体后还便于吸收，因此是补钙的最好食物。

同时，补钙对于高血压的治疗是十分重要的。许多研究都显示钙的补充对于血压平稳、降低中风的发病概率和心脏病发病概率都十分有益。

2015 年，国家有个统计数据：中国奶类产量 3800 多万吨，居世界第三位。进口乳品 180 多万吨，折合原料奶为 1000 多万吨。看起来好像挺多的，但是人均年消费量是多少呢？是 34 千克。

同年，世界相关组织发布了有关奶类消费的统计数据：美国年人均乳品消费 258 千克，俄罗斯是 172 千克，南美的巴西也超过了我们，年人均 119 千克，而咱们只有 34 千克。我国年人均乳品消费量仅为世界平均水平的 1/3，饮食习惯相近的日本和韩国，人均乳品消费量是中国的 1.9 ～ 2.3 倍。

牛奶是更年期女性最好的静心药

说到更年期，很多女性都望而生畏。实际上，有些人更年期不知不觉就度过了，有些人却度日如年，这是为什么呢？

我曾经诊断过一位 49 岁的女患者。她告诉我，自己心悸气短，出虚汗，一阵一阵潮热，睡眠质量不好，脾气平时还可以，但是一阵心烦上来，就要跑到外面狂走一阵。很明显，这是更年期综合征。她很想知道有没有食疗的办法来度过更年期。

我们给她做营养调查时发现，这个患者的饮食问题很大：每天早上喝粥，再吃点主食，喜欢吃蔬菜、水果，不爱吃肉食，从不喝牛奶，鸡蛋也是想起来才吃一个。

我劝患者把早晨的粥改成喝牛奶，可是患者说：“不是喝多了牛奶不好吗？人家说牛奶喝多了容易得乳腺癌、结肠癌……”

我问她：“你是中国人，还是美国人？”

她很奇怪地看着我：“中国人呀。”

我告诉她："你说的牛奶喝多了不好是《美国居民膳食指南》的建议，因为许多美国人把牛奶当水喝。为了控制喝牛奶的量，美国专家建议一个人一天喝牛奶720毫升，而且美国指南里还要求他们国家的人尽量喝脱脂奶。咱们是中国人，吃的是中国饭。在医疗上有很多指南来自美国，但是只有一条指南我们不能照搬，那就是营养方面的指南。因为在饮食习惯上，两个国家差异太大，所以千万不要搞错。"

患者总算舒了口气，说："我很想喝，就是怕。那么我应该喝多少呢？"

我给出的饮食建议是一天喝500毫升牛奶。对于更年期的人，而且身体中已经很亏空的人，当然要比正常人喝得更多。500毫升的量可以用酸奶代替，也可以吃奶酪，而且每天必须晒半小时到一小时太阳，一天吃肉类食物（畜禽类＋鱼类）100～150克，每天吃1～2个鸡蛋。

我指了指我旁边的护士，她54岁，基本上更年期已经结束，但是没有出现心悸、出虚汗、心烦意乱的症状。

这位患者露出非常惊讶的神情，说："学营养的人就是身体好，显得很年轻，是怎么做到的？"

护士笑了："刚才夏主任讲给您的建议我都做到了。"

更年期的女性由于雌激素的减退，短期内身体中的钙大量流失。缺钙早期会出现心悸、出虚汗、睡眠障碍，严重者情绪不稳定，脾气暴躁，影响家庭和睦也影响工作，还容易引起高血压。如果等到稍微受点外力就出现骨折的时候才明白是缺钙，那个时候就太晚了。因此，更年期女性要特别注意身体是否缺钙，注意在饮食上补充。

那么，更年期的时候在营养方面应该注意些什么呢？

第一，补足蛋白质。蛋白质是生命的物质基础，而且钙与之结合容易吸收和利用。

第二，补足牛奶或者奶制品。牛奶是补钙最好的方法，不仅含钙量高，还非常易于被人体吸收。更年期女性的需求量要比一般人多一些，尤其是有症状的人，要注意补足奶制品，酸奶、奶酪都可以。

第三，必须晒太阳。最好每天在一个小时以上，如果平时没空，周末就到户外活动时间长一些。

乳糖不耐受人群也可以喝牛奶

有些人喝牛奶后会出现腹胀、腹痛，这是乳糖不耐症的表现，是因为身体里缺少乳糖酶。有人会理解为，这是对牛奶过敏吗？并不是，乳糖不耐受不是疾病，也不能算对牛奶过敏。

牛奶里的乳糖通常是这样消化分解的：牛奶里的乳糖进入小肠后，在乳糖酶的作用下分解为葡萄糖和半乳糖，然后吸收到门静脉中供人体利用。乳糖不仅可以提供能量，还可以促进人体吸收钙。

人在儿时一般都不太会缺乳糖酶，一个婴儿每天可消化乳糖30 ~ 40克。但随着年龄增长和长期不饮用牛奶，体内的乳糖酶含量和活性就会逐渐下降乃至衰亡。

据调查，东方人乳糖不耐受的比率比较高，原因很多，主要有以下两点：

第一，可能与遗传有关，乳糖酶基因表达不足。

　　第二，长期没有接触牛奶。一个孩子出生后喝母乳，母乳里也有乳糖，那时候孩子可以耐受，而且大多数家庭在母乳不足时给孩子喝牛奶，也可以耐受。中国的传统习惯是断奶之后不再接触牛奶及奶制品，早晨习惯喝粥。长时间不接触乳糖，慢慢地，肠道乳糖酶的活性就会降低。

　　如果乳糖不耐受，怎么办？

　　先了解一下奶类和奶制品，同时关注一下里面有没有乳糖。

　　常见的奶类有牛奶、羊奶、马奶等鲜奶。将鲜奶进一步加工，可制成各种奶制品，如奶粉、酸奶、炼乳、奶酪等。

　　奶粉是液态奶经消毒、浓缩、干燥处理而成的，其中对热不稳定的营养素略有损失，奶粉中的蛋白质较易被人消化吸收。奶粉储存期较长，食用方便，但是奶粉里有乳糖。

　　酸奶易于被人体消化吸收，乳糖被分解形成乳酸，这样酸奶中的乳糖就消失了，其他营养成分基本没有变化。因此酸奶更适宜于乳糖不耐受者、消化不良的患者、老年人和儿童等食用。

　　奶酪又称干酪，是在原料乳中加入适量的乳酸菌发酵剂或凝乳酶，使蛋白质发生凝固，并加盐、压榨排除乳清之后的产品。制作 1 千克奶酪大约需要 10 千克牛乳。奶酪含有丰富的营养成分，奶酪中的蛋白质、脂肪、钙、维生素 A 和维生素 B_2 是鲜奶的 7 ～ 8 倍。在奶酪生产过程中，大多数乳糖随乳清排出，余下的也都通过发酵作用生成了乳酸，因此奶酪非常适合乳糖不耐受的人群。

　　简单来说，乳糖不耐受人群可以这样做：

第一，选用低乳糖或脱乳糖的奶产品饮用。

第二，选用酸奶或奶酪。

第三，脱敏疗法。喝牛奶的时候遵循由少到多、从疏到密的原则逐渐增加饮奶量，逐渐适应。尽量不空腹喝奶，如果要喝牛奶，就放到餐后。

日本人也是亚洲人，牛奶的消费量远远大于中国，所以从小到大持续性喝牛奶是可以减少乳糖不耐受问题的。

粮食：中国传统饮食过于注重主食

前面说中国人肉蛋奶吃得少，吃的种类不够丰富，数量不够多，那中国人什么东西吃得多？粮食，也就是碳水化合物，老百姓常将这类食物称为主食。

在我们的传统饮食结构中，粮食扮演着非常重要的角色。毕竟中国是农业大国，祖祖辈辈都是农民，面朝黄土背朝天，即便是城里的工人，也是以体力劳动为主。所以中国人历来喜欢粮食，动不动就说："不吃主食怎么能有劲儿呢？"

因为碳水化合物对人体的意义在于提供能量，维持人日常的生命活动，越是从事消耗能量大的活动，越是要多吃碳水化合物。

但是现代人的生活方式已经发生了很大的变化，大多数人每天的活动量不大，消耗能量有限，如果摄入过多的碳水化合物，就会处于一种能量过剩的状态。

多余的能量去哪儿了？人体是不会浪费的，都转变成脂肪储存起来了，以供需要时随时动员。于是脂肪越堆越多，最终在腰围上显山露水。

到底该吃多少粮食

在中国人的饮食中，碳水化合物类食物能提供总能量的 50% ~ 70%，而在前面说过的地中海式饮食中，碳水化合物类食物所提供的能量仅占总能量的 25% 左右。这说明与更为先进的饮食结构相比，中国人吃的碳水化合物太多了，得压一压。

另外，碳水化合物究竟应该吃多少，还有几个重要的参考指标：

第一，看体力。体力付出越多，吃得越多。

第二，看体重。肥胖者一定要减少主食。

第三，看腰围和腰臀比 [1]。如果男性腰围大于 90 厘米，女性大于 80 厘米，或者腰臀比男性大于 0.9，女性大于 0.8，那么，也要相应减少主食。

第四，看性别。男性的基础代谢大于女性，所以主食的需求量也会大于女性。

接下来，我们仔细分析一下地中海式饮食中的主食种类。

地中海地区在粮食的选择上主要是土豆和玉米，有时还有南瓜、红薯和

---

[1] 腰臀比是腰围和臀围的比值，是判定中心性肥胖的重要指标。

全麦面包。他们不喝粥，不吃米饭，当然也没有馒头。

那土豆、玉米、红薯这些根茎类的主食有什么特点呢？

大家如果把土豆、红薯放置在水里，几天之后会发出芽来；糙米放置 3 个月会长出虫子；春天把玉米粒扔到地里会长出玉米，说明这些食物都是有生命的。

而如果大家把米饭、馒头放置几天，会发现什么？长出来的是霉菌。

说到这儿，要讲讲我在临床上遇到过的一位患者。

这位患者是女性，比较胖，血糖稍高。她找到我的时候，一方面想减肥，另一方面也想通过饮食把血糖值调到正常。

我在诊疗时有个习惯，必须把所有可能出现的问题从头到尾都问一下。

当问她月经是否正常时，她告诉我，她有霉菌性阴道炎。

此时，我已经猜测到，她的饮食中一定是米和面偏多。

饮食调查证实了我的推断：她特别喜欢吃米和面，一天能吃到 7 ~ 8 两（350 ~ 400 克）；蔬菜很少，一天只有 100 ~ 200 克；不爱吃水果，肉类一天 50 克，鸡蛋两天 1 个。

患者有点不明白："霉菌性阴道炎跟我的饮食也有关系？"

我问她："米饭和馒头放置时间长了后，上面长什么？"

"霉菌呀。"

"吃进去的米面消化成葡萄糖后进入血液，你吃得过多，身体中有大量葡萄糖，血糖就一直较高。正常人身体中有葡萄糖、维生素、蛋白质等营养素，它们之间是平衡的，所以身体中不长霉菌。但是，如果其他营养素都不够，只有葡萄糖过量，就为霉菌滋生创造了条件，再加上阴道环境阴湿，就容易出现霉菌性阴道炎。"

患者很高兴，说："真没想到今天来咨询，还能把这个难言之隐给弄明白了，回去要好好调整饮食。"

这个案例并不是说米和面不能吃，关键是主食不能总盯着米和面，还有许多可以当主食的碳水化合物。

• 全谷类食物：糙米、用糙米做的食物；全麦做的各种食物，比如全麦面包、全麦点心等。

• 豆类食物：芸豆、绿豆、赤小豆等。

• 薯类食物：红薯、芋头、魔芋等。

• 含淀粉多的根茎类食物：莲藕、山药、土豆等。

• 水果类食物：南方、北方的各种水果，里面的果糖也是碳水化合物。

这些食物都可以和米、面做交换。

在我们的传统观念里，大家总认为主食就是米、面，还有包子、馄饨、饺子等，但其实并不以主食的面目出现的那些含淀粉的食物，也应该计算到主食量中，如：

• 勾芡用的芡粉。勾芡用的芡粉其实就是淀粉。

• 粉条、粉丝。比如有一个菜叫作蚂蚁上树，是用粉丝加上肉末，也算作主食。

• 米皮。用来做东北拉皮和陕西凉皮的食材，都是淀粉。

• 土豆丝。土豆已经被认定是较好的主食之一。

• 山药。有些菜品里有山药，比如大家聚餐时常点的一道餐前凉菜叫蓝莓山药泥，这里面的山药应该算作主食。

• 各种小吃。许多小吃都是用淀粉做的，比如北京的炸灌肠、糖耳朵、驴打滚等。

还有很多，在这里不再一一列举。大家吃饭时要盯住那些表面上是菜，实际上是淀粉的食物，这些都是隐性主食，也许你的胖和血糖高都与这些隐性主食有关。

喝粥其实不养胃

中国人历来非常讲究喝粥。缺衣少粮时喝粥，那是不得已而为之，因为粮食不够。现代人还喝粥，是为什么呢？有人说好消化，养胃。我并不认同这句话。

过去经济不发达，大多数人都过着饥寒交迫的生活，胃肠功能都不太好，吃不到肉不说，即便是吃粮食也是粗粮。因为那时候食品加工业还很落后，吃的米基本上是糙米，不好消化，所以在锅里熬煮时间长一些，成为糊糊状，能够更好地消化食物。如果粥里再放点赤小豆、薏仁米、高粱等食物，那么营养价值肯定会高，但是这些五谷杂粮也不好消化，所以还要熬煮时间长才行。

米熬成粥的确减少了胃肠道消化的负担，但是不等于养胃。什么是营养？"营"的含义是"谋求"，"养"的含义是"养生"，"营养"就是"谋求养生"。

养生是中国传统医学使用的术语，指保养、调养、颐养生命。用现代科学语言具体描述"营养"可以说：营养是机体摄取食物，经过消化、吸收、代谢和排泄，利用食物中的营养素和其他对身体有益的成分构建组织器官，调节各种生理功能，维持正常生长、发育和防病保健的过程。也就是说食物消化吸收了，目的是来构建身体结构，让机体的生理功能保持更加良好的状态，从而达到防病治病的目的。

粥在锅里熬得烂烂的，的确减轻了人体胃肠道的消化负担，但这不是目的，目的应该是修复人体、恢复人体健康。

大家都知道用进废退的道理。长期喝粥，胃肠道的消化功能也会慢慢退化，于是永远要喝粥，不然消化不了。这么吃的结果并没有促进消化的过程，也没有达到更好的养生效果。所以大家不要总停留在"熬"上，看看食物到底给自己的身体带来了什么。

过去熬粥熬的是五谷杂粮，是全麦食品，而现在大多数人熬的是细粮。细粮熬成粥吸收得特别快，容易造成血糖波动。临床上调查糖尿病患者，十有八九爱喝粥。

当然，粥适合患者喝。我们在医院里常常给患者熬粥，比如患者发高烧，消化能力差，不想吃东西，我们通过"熬煮"的方法，把小米、薏米熬成粥给患者喝；待病情稍微好转，我们再增加一些鸡蛋羹、蔬菜泥；再好一点儿，变成面片、馄饨、包子等软食，最后变成普食。

正常人就不要总把自己的饮食弄成患者饮食。

我去山东比较多，发现山东人早晨特别爱喝粥，中午或者晚上要吃一次面条，就是两顿都吃面条也不嫌烦，而且在正餐最后一定要上一碗面条来压轴。

我问他们为什么这么喜欢面条和粥，他们很自豪地说："这是我们这里的传统习惯。"我只好耐心地跟他们讲："过去的山东是农业大省，很穷。曾经很多人闯关东，那是不得已，背井离乡，只为不被饿死。如果每天能喝上粥、吃上面条，在那时就很幸福了。现在老百姓生活环境变了，还坚持过去的饮食习惯，高血压、糖尿病就都跟着来了。这种饮食不平衡如果不改变，慢病会越来越多。"

时代变了，生活方式变了，饮食习惯的老传统也要去其糟粕，取其精华，跟上时代发展的步伐。

肥胖人群要自查主食摄入

关于肥胖这个问题，很多人都觉得是吃肉、鱼、奶导致的，很少考虑到主食的问题。其实，从每种营养素在人体内的转化过程这个角度来思考一下，就很清晰了。

食物中的脂肪和蛋白质在人体内转化为细胞的结构成分，而碳水化合物呢？直接转化为能量成分，过多的部分就会以脂肪的形式存起来。

很多人看到这儿肯定要纳闷了，碳水化合物进入人体后，怎么就变成脂肪了呢？

碳水化合物进入人体后，分解变成葡萄糖。葡萄糖经过胃肠道黏膜吸收后进入肝脏，在肝脏内被磷酸化（生成"葡萄糖-6-磷酸"，这样的葡萄糖就不能再逸出肝细胞），"固定"在肝细胞内接受进一步处理，形成三部分能量：一部分葡萄糖肝脏留下来为自己的细胞提供能量；另一部分葡萄糖在肝细胞胞液中合成糖原，给肝脏自己和人体其他器官留下一些储存以备随时调用，尤其在空腹时调动出来调节血糖；最后一部分葡萄糖合成脂肪（甘油三酯），以极低密度脂蛋白（VLDL）的形式输出到血液中，并运至脂肪组织储存。

走最后一条路的葡萄糖非常多，在理论上可以是无限多。也就是说，不论你吃多少碳水化合物（消化吸收为葡萄糖），前两种途径的葡萄糖用量满足后，其余都可以用于合成脂肪。我们可以看到很多胖人胖得出奇，甚至躺在床上不能下地，仔细看看他们的饮食，往往是面包、饮料摄入太多。

我们抽血化验中有一项是"甘油三酯"，这项指标测量的就是这些移动中的脂肪，代表了葡萄糖转化成脂肪的状态，而并不是我们通常以为吃大鱼大肉的结果。

此外，葡萄糖不仅能提供合成脂肪的几乎全部原料，还能增强各种合成脂肪有关的酶活性，使脂肪合成增加。

所以，你吃的碳水化合物越多，合成的脂肪越多；主食吃得越多，人就会越胖。

糖尿病患者群要特别注意控制主食

中国现在是世界上的第一糖尿病大国，第二是哪个国家？印度。印度也是个喜欢主食的国家，最有名的是手抓饭和抛饼，也是精米、精面做成的食物，这说明什么呢？

糖尿病与主食关系最为密切。

有一次，一位糖尿病患者来看病，希望我们给他出个饮食方子。我们先调查了一下他的病史和饮食习惯，一起来看看他的饮食习惯。

- 早上：粥 1 碗 + 咸菜，包子 2 个；
- 中午：米饭 2 两 + 蔬菜炒肉；
- 下午：苹果 1 个；
- 晚上：面条 2 碗；
- 睡前：无糖点心 1 块。

再了解一下他的蔬菜摄入情况：土豆是他的最爱（他一直把土豆当蔬菜），每周吃一次猪肉炖粉条。当我们告诉他粉条也是碳水化合物时，他惊讶得眼镜都快掉下来了，也就是说他每次要吃一大碗碳水化合物加上二两米饭。

从他的饮食习惯就可以看出，这位患者得糖尿病和他的饮食习惯息息相关。

早上的粥、包子都是碳水化合物，中午的 2 两米饭、晚上的 2 碗面条、睡前的点心都是碳水化合物，还有下午的水果也可以换算成碳水化合物，所有食物加起来，他一天吃了 7 ～ 8 两（350 ～ 400 克）碳水化合物。他的个子不高，也就 160 厘米，而且不运动，过多的能量无法代谢，分解后成为葡萄糖，从而造成血糖增高。

所以糖尿患病者一定要特别注意自己的主食量，不要忽略隐性主食以及可以和粮食互换的水果等食物，坚持自查，正视问题根源，才能从源头上解决自己身体出现的问题。

食用油：闻油色变的我们往往忽视了油的质量

一提到食用油，大家就有点儿闹不清了，有人说油里都是脂肪，应该少吃；有人说橄榄油是最好的，吃什么都不如吃橄榄油；还有人说不饱和脂肪酸很好，食用油应该多样化……那到底哪种说法对呢？

油不怕多，只怕比例不当

一提油，大家就想到脂肪，觉得这绝对要绕着走，不然高血压、高血脂不都来了？

在前面说到食物和人类进化的关系时，大家已经能够感受到脂肪的重要性，所以，脂肪必须吃，不能一味怕油多。脂肪的数量是指在能量营养素中所占的比例，让人体产生能量的营养素是碳水化合物（糖类）、脂肪和蛋白质，而为细胞提供结构的磷脂、胆固醇无不来源于脂肪，绝对不可或缺。

"少吃油，尤其是饱和脂肪酸不能吃，吃脂肪多容易得心脑血管病……"这种论调，我们是不是经常听到？看起来说得很有道理，但是我一说论点的来源，大家就知道问题出在哪里了。

这个论点其实来自《美国居民膳食指南》。

我们前面说到了，每个国家的膳食指南都是针对自己国家居民的饮食习惯制定的。美国人的饮食习惯中，脂肪平均占总能量的34%左右，摄入饱和脂肪酸太多，比如牛排、猪排、鸡肉、牛奶、奶酪和黄油等食物。而地中海式饮食中脂肪比例占到35%左右，但是主要是单不饱和脂肪酸和多不饱和脂肪酸。美国希望向地中海式饮食学习，才提出要减少饱和脂肪酸，增加鱼类、蔬菜和水果。

我们吃的是中餐，长着中国胃，我们是以粮食、蔬菜为主的国家，传统饮食中肉类、鸡蛋都不多，在吃多少油的问题上不要顾虑太多，真正要操心的是油的质量。

好油、高质量油的标准是什么？是不是买贵的质量就好？是不是橄榄油就比花生油好呢？不是，油的质量说的是油里面的脂肪比例。

大家经常在电视广告上听到的一个词是1∶1∶1，意思是饱和脂肪酸、单不饱和脂肪酸和多不饱和脂肪酸之间的比例是1∶1∶1。

现在这三者之间更加推荐的比例是3∶4∶3，也就是说单不饱和脂肪酸要比另外两种脂肪酸稍微多一点儿，为什么呢？

这些年大量的流行病调查发现，地中海地区居民患心脑血管疾病的比率较低。在调查饮食特点时发现其中有两个特点和脂肪相关：首先，他们鱼吃得多。鱼肉除了能提供优质蛋白质以外，还能提供脂肪，而且重点在于深海鱼的多不饱和脂肪酸含量很高。其次，地中海式饮食用的油是橄榄油。橄榄油的特点是单不饱和脂肪酸含量高。

综合这两点可以看到，采用地中海式饮食的人摄入的油脂中，单不饱和脂肪酸和多不饱和脂肪酸都比较多。

同时，临床实验研究也证明，多不饱和脂肪酸和单不饱和脂肪酸对心血管是有益的。

我们再来看看这三种脂肪酸的主要来源：

• 饱和脂肪酸的主要来源为：动物油、椰子油和棕榈油。

• 单不饱和脂肪酸的主要来源为：茶籽油、橄榄油。

• 多不饱和脂肪酸的主要来源为：玉米油、花生油、大豆油和海洋鱼类。

我们通过表 5 可以详细了解一下不同食物中各种脂肪酸的含量。

表5 油类食物中脂肪酸的含量比例

油类	饱和脂肪酸（％）	单不饱和脂肪酸（％）	多不饱和脂肪酸（％）
猪油	43.2	47.9	8.9
牛油	61.8	34.0	4.8
羊油	57.3	36.1	5.3
豆油	15.9	24.7	58.4
花生油	18.5	40.0	38.3
玉米油	15.4	30.0	54.6
橄榄油	13.8	75.1	11.1
茶籽油	9.9	79.9	10.2

油类	饱和脂肪酸（%）	单不饱和脂肪酸（%）	多不饱和脂肪酸（%）
棕榈油	43.4	44.4	12.1
椰子油	92.0	6.5	1.5

注：相关数据均引自化学工业出版社 2012 年出版的《食品营养学》。

　　另外，还要注意多不饱和脂肪酸中 ω-6 脂肪酸与 ω-3 脂肪酸之间的比例。

　　美国人现在的饮食中，ω-6 脂肪酸和 ω-3 脂肪酸比例为 15 ～ 20：1，中国现在暂时没有这方面的调查结果。

　　那多少合适呢？

　　还是回到我们人类几百万年的发展进程中来看。人类发展最快的阶段是在距今 2 万～ 1 万年前，饮食当中脂肪比例达到了 40% 左右，同时，ω-6 脂肪酸与 ω-3 脂肪酸为 1 ～ 2：1，所以增加 ω-3 系列的脂肪酸是保证身体健康的基本法则之一，也是各国膳食指南都在引导的方向。

　　不知从表 5 中大家是否发现，猪油里饱和脂肪酸含量为 43.2%，单不饱和脂肪酸含量为 47.9%，多不饱和脂肪酸比牛油和羊油多。从这个方面来说，猪油的表现是很优秀的，没有必要一说肥肉或者一说猪油就觉得一无是处。

　　再看植物油，大家都说橄榄油好，然而中国的茶籽油中单不饱和脂肪酸比橄榄油还略高一些，多不饱和脂肪酸含量也与其差距甚微。

大多数中国人吃油总量不算多，所以大家不必一天到晚想方设法地少油，重视一下我们用油的质量更重要，不要动不动谈油色变。

对中国人来讲，先要保证蛋白质和脂肪总的摄入量，再谈选择几条腿的动物性食物；在保证脂肪总摄入量达标的前提下，再重视脂肪的比例，比如少吃肥肉，多吃一些单不饱和脂肪酸多的油类。

另外，可以多吃些坚果。坚果里也有非常好的单不饱和脂肪酸，养脑又有饱腹感，还不容易升血糖。

平时还可以多吃鱼，尤其是海鱼，蛋白质质量好还好吸收，脂肪的质量更是优秀。但是，我看许多人都明白这个道理，就是很少去吃，说吃鱼麻烦。其实只要想吃，自然会琢磨出快捷好吃的方法。

食用油：混混更健康

既然动物油、植物油各有千秋，那么平时怎么能把握好食用比例呢？

我和大家交流一些自己的小绝招：

第一，每天吃的油脂类食物占一天总能量的30%。

轻体力劳动者基本上等于标准体重的千分之一，也就是说175厘米的人，运动量不多，那么吃的油是175-105=70克。如果运动量大，那么吃油的数量一定要增加。

第二，动物脂肪占一半，植物脂肪占一半。

也就是说，前面第一条中说到的身高175厘米的人每天吃的70克脂肪中，植物脂肪要占35克。

植物脂肪主要来自两个方面，一个是做菜的各种植物油，另一个就是很多人都会忽略的坚果。

第三，动物油从鱼类、畜禽肉类、鸡蛋、牛奶（全脂）、内脏里面来。肥肉可以吃，尤其是体力劳动者。

第四，植物油可以采取混合 50% 富含单不饱和脂肪酸的植物油 +50% 富含多不饱和脂肪酸的植物油。

比如拿一个油壶，里面倒进去一半茶籽油，再倒进去一半玉米油，混合使用。

讲明白生活中一些用油的小绝招，大家可能还有一个疑问就是油炸食品可以吃吗？总的来讲，中国人吃油炸食品并不多，可总有宣传把油说得跟洪水猛兽似的，闹得好多老百姓天天水煮蔬菜，或者根本不吃油，进而造成了更大的健康问题。

我的观点是，吃油炸食品这样的美味，是人生的一大享受，找对方法是可以吃的，但吃的时候要注意以下几个问题：

第一，控制吃的频率。别天天吃，一两周吃一次还是可以的。

第二，别一次吃太多。

第三，别吃煳的。如果炸煳了，把表面上黑焦的部分去掉，减少致癌物。

第四，油不要反反复复地用。如果今天用油炸东西，剩下油了，第二天炒菜可以用，并应在较短时间内很快用光，不要保留太久。

蔬菜：太多人不清楚什么是菜

中国人蔬菜摄入量很大，与地中海式饮食相比，一点也不逊色。尤其是南方人，几乎每顿饭都会有蔬菜。

这一点是有数据支持的，统计显示中国人均年消费蔬菜 270 千克，美国为 127 千克，日本为 104 千克，俄罗斯为 114 千克，印度为 68 千克。

看到这里，大家是不是觉得吃蔬菜这件事我们就没有什么问题了？从我多年的临床经验来说，还真不是，要把蔬菜吃对吃好，我们要注意的问题还有很多。

蔬菜营养藏在颜色、部位和时令里

蔬菜中含有丰富的维生素，如维生素 C、胡萝卜素和维生素 B_2 等，而且还是膳食纤维的主要来源，对减肥、降低血糖等非常重要，尤其对防止结肠癌的发生有显著的意义。

吃蔬菜是很有学问的。

第一，看颜色。

科学家发现，蔬菜营养价值的高低与颜色有着密切的联系。不同蔬菜，颜色不同，即使同一种蔬菜，颜色也会有深浅之分，这些差异导致营养价值也会有差别。

颜色深的蔬菜营养价值较高，颜色浅的蔬菜营养价值较低。将蔬菜颜色按照营养价值从高到低排列为：绿色 > 紫色 > 黄色 > 红色 > 白色。绿色的蔬菜营养价值最高，比如西蓝花的营养成分是白花菜的 88 倍。

第二，看部位。

部位不同，营养素的含量也有高低。蔬菜有根、茎、叶、花、果实，同一种蔬菜不同部位的营养素含量也不同。例如，根由于要吸收土壤中的各种营养素来维持自己的生长，所以根的营养素含量相对较高。大部分蔬菜的根不能食用，但靠近根部的茎的下端营养素含量很丰富，如莲藕等根茎类食物的营养价值就比粮食的营养价值高。

叶是植物进行光合作用的场所，所以叶的营养价值也很高，比如芹菜叶的胡萝卜素含量是芹菜茎的 6 倍。

第三，看时令。

时令不同，品质也会有所区别。蔬菜的品质与环境有密切的关系，比如气候、温度、土壤、水分等。高科技温室栽培、大棚蔬菜与时令蔬菜相比，往往外观好看、体积较大，但味道和营养却不如露天栽培的时令蔬菜。

比如冬天温室里的黄瓜，看上去又绿又嫩，非常可爱，但味道和营养都不如夏季日光下的黄瓜。同在室外，提早种植的蔬菜在营养价值上也不同于时令蔬菜。所以说，反季节蔬菜可以调剂人们的口味，但想要增加营养还应多吃时令蔬菜。

第四，看新鲜程度。

这些年由于冰箱的普遍使用，大多数人都会多买几天菜放在冰箱里，可能放三五天。即便是在超市里买的蔬菜，也有可能已经在冷库中储存了一段时间，所以要吃到新鲜的蔬菜已经不太容易。不管怎样，还是买来了尽快吃完，不要等蔬菜不新鲜了，甚至已经开始腐败了再吃，对身体健康不好。

比如青豆冷藏一周后，维生素C减少77%，细菌大量滋生，亚硝酸盐的含量明显增加。但是冷冻蔬菜的效果与冷藏蔬菜截然不同，由于蔬菜是快速冷冻，长期保持在−18℃左右的低温，实验证明冷冻蔬菜与新鲜蔬菜的营养价值差不多，于是一些人在夏季、秋季蔬菜供应高峰期时冷冻蔬菜。但是冷冻蔬菜的口感远远没有新鲜蔬菜好，而且有些蔬菜一旦被冷冻，不但会丧失营养价值，还会产生有毒物质。比如白菜，受冻以后亚硝酸盐和硝酸盐的含量会明显上升。还有一些叶子菜，如小白菜、莜麦菜、芥蓝等也不适合冷冻保存。通常，很多绿叶蔬菜都不适合冷冻，而含糖分多，表皮较硬、较厚实的蔬菜如豌豆、豆角、青椒等蔬菜比较适合冷冻。

这样吃蔬菜最有营养

第一，要注意吃蔬菜的量。

每人每天要吃1斤（500克）左右的蔬菜，深色蔬菜占一半。有些蔬菜表面上是绿色、紫色的，但是里面却是白色的，这种不能算深色蔬菜，比如黄瓜、茄子、冬瓜等。

第二，要注意蔬菜的种类。

各种蔬菜都要吃，不要偏食。

第三，要尽量吃生一些的蔬菜。

蔬菜在烹饪过程中很多营养素会被破坏流失掉，所以吃生的蔬菜是保证尽量摄入蔬菜当中营养素最好的办法。有一些怕热的维生素，一旦碰到高温它就分解了，失去了营养价值。还有一些水溶性维生素，在烹饪过程中被水稀释冲走了，并没有吃下去。

当然生吃蔬菜有一个问题，那就是可能有一定的卫生风险，可能吃下寄生虫或者病菌。这属于卫生的问题，不属于营养的问题。我们说尽量生吃蔬菜是从营养角度来说的。如果担心卫生问题，不敢生吃蔬菜，可以用开水稍微焯一下，或者炒的时候选择短时间爆炒，同样可行。

第四，尽量吃全株。

全株是指一棵植物的根、茎、花、果。

根类蔬菜的代表是胡萝卜、白萝卜、心里美萝卜等，茎叶类蔬菜有油菜、韭菜、小白菜、菠菜等，果实类有西红柿、豆角、黄瓜、丝瓜、茄子、豌豆等。各种类型的蔬菜都要吃一点。

第五，尽量带皮吃。

从营养学角度讲，蔬菜皮的膳食纤维比较多，尤其是现在人们的食物都比较精细，还是要尽量通过吃皮来防止肥胖、血糖高、血脂高的问题，甚至结肠癌也会因为这个生活细节而远离你。

患结肠癌的原因之一：吃错菜

大家知道吗？即便中国人习惯吃蔬菜，但是统计学结果显示，中国人膳食纤维仍然不足，而且有些城市人们的结肠癌发生率还在增加，其中一个很重要的原因就是，大家分不清菜与蔬菜。

先讲一个发生在我身边的故事。

有一次，我到一个朋友家做客，朋友非常热情地留我在他们家吃饭。男主人系上围裙在厨房精心操持，一会儿工夫，7 个菜摆在了桌上，香味扑鼻。照理说，我们 5 个人吃 7 个菜，应该是绰绰有余，可是我在吃的时候总觉得缺点什么。缺什么呢？我把当时做的菜给大家说一说，大家看看有什么问题：

六菜一汤：砂锅豆腐、白灼虾、凉拌黄瓜、花生煲猪蹄、炒土豆丝、煮花生、鱼头粉丝汤。主食：米饭。

问题出在哪里？蔬菜实在太少了，只有一样——黄瓜。

有的朋友可能要说了，不是还有炒土豆丝吗？我前面讲过，土豆中的淀粉占到 17.2%，它属于主食，不是蔬菜；另外，粉丝是我们常常忽略的隐性主食，所以这顿饭的主食加上米饭一共有 3 种。

又有朋友说了，花生也是菜啊。花生是一盘菜，但不是蔬菜，花生就是煮了，也应该算坚果。

说来说去，7 个菜里是不是只有黄瓜这一种蔬菜呢？

在《中国居民膳食指南（2016）》里，关于蔬菜的建议是每人每天摄入量为 1 斤（500 克），一半为深色蔬菜。深色蔬菜指的是绿色、红色、紫色这样的新鲜蔬菜。所以大家不能仅仅看有多少种菜，还要关心有多少种新鲜蔬菜，这样吃才能保证营养摄取到位。

我们中国人看待蔬菜还有一个误区，就是把腌菜、咸菜算作蔬菜。

例如，在东北和内蒙古地区，很多人都喜欢吃酸菜炒肉，过去这个菜是最受欢迎的菜，只有来客人和过年时才拿出来。东北的冬天非常寒冷，以前冬天食物匮乏，就用这种办法把秋天的白菜储存起来，留到冬天吃。但是酸菜不能算新鲜蔬菜，盐和亚硝酸盐都比较多，作为传统食物偶尔尝一尝还是可以的。

还有一些可以算作菜，但不能算蔬菜的食品，比如豆腐、土豆、炒粉丝等。特别要提出的是所有的咸菜都不能算作蔬菜，还有酱豆腐、臭豆腐等也不是蔬菜。

为了保证蔬菜营养的多样性，每一次做菜或者在餐厅里点菜总是不变的习惯也要注意改一改。比如大家去超市买菜，这次是黄瓜、西红柿，下次可能还是黄瓜、西红柿，这样就很难做到蔬菜种类的多样化。

吃反季节蔬菜利大于弊

中国传统特别讲究时令养生，在某个季节该吃什么食物，这样才能获得最大的营养价值。以前人们对于外界环境有绝对的依赖，吃应季食物、穿应季衣服。但是随着现代科技的发展，人们越来越脱离外界环境的束缚。比如现在暖气的普遍应用，再加上交通的便利，许多人冬天只穿一条运动裤就能过冬；而夏天的空调使得房间里不再酷暑难耐，很少出现中暑晕倒的现象，相反，空调病倒成了时髦病。

许多人已经快要感觉不到四季的变化了，家里、车里和单位里经常开着空调，全都保持在 26℃ 左右。因此，虽然我们经常劝大家尽量吃应季食物，但同时我们也要明白现在的生活环境已经发生了变化。

以前每个季节都只能吃到固定几样食物,过季就没有了。我小时候印象最深的是入冬之前买大白菜,排着长队,拉着小车去买,每家每户都要储存一堆大白菜。记得到了吃西红柿的季节,西红柿特别便宜,几乎天天吃,味道特别正。

但现在这个"时令"概念已经淡化了,基本上夏天能吃到什么食物,冬天也能吃到。年轻人大多不知道哪种食物是应季的了,因为一年四季超市里的东西都一模一样,尤其是大城市。北京就特别明显,缺什么食物就从南方调过来。大棚里长出的蔬菜、水果更是把季节的概念搞得乱七八糟。

有很多人对反季节蔬菜很敏感,避之不及,其实也没有必要。

事情都有两面性,现在交通的便利及反季节蔬菜的出现,也是好事,新鲜的总是最好的。即使是反季节,也比食物短缺或者吃腌制食品好得多。

所以大家别较劲,反季节食物是个进步,应该接受。

当然了,能跟上时令是最好的,像6月、7月,黄瓜特别多,你会发现这时候的黄瓜真好吃,而且便宜。等到8月、9月的时候,西红柿大量上市了,你就多吃西红柿。真到了冬季应季蔬菜少的时候,也不要拒绝反季节蔬菜,吃总比不吃好。

不要错过孩子的蔬菜敏感期

现在食物种类多了,超市货架上琳琅满目的小食品让人目不暇接,广告更是对孩子实行疯狂洗脑,于是孩子高兴了,家长糊涂了。孩子脑子里充满了漂亮画面和香甜的味道，不明白到底什么是健康食物，什么是对大脑和身体有帮助的食物；家长们的思维更混乱，过去的饮食习惯、学习的健康知识和孩子的情绪反应等交织在一块，不知该如何是好。

经常会有家长问我："我家孩子不吃菜，送到嘴里还吐出来，怎么办？"

我的回答是："孩子的问题是家长造成的。"

在临床咨询中，关于这个问题的原因，我总结出以下几条：

第一，长期吃垃圾食品降低了味觉敏感性。

人类对美物和美味是缺乏抵抗力的，更别提孩子了。不管大人怎样讲食物营养对健康有好处，孩子们依然对垃圾食品情有独钟，因为"营养"这两个字太抽象了，所有的垃圾食品都在包装和味道上下足了功夫，它带来的舌尖快感才是能立即体验到的快乐。

长期吃这样含有添加剂、味道浓烈的食物，对天然食物的感知力就会逐渐下降，为什么呢？因为大自然食物的味道清清淡淡，是需要品味的。这些年我很注意不吃保质时间长的食物，注意看食品保质期，尽量吃新鲜的食物，结果味觉越来越敏感，只要食物中增加的添加剂稍多就能感觉出来；而且我自己做饭时添加盐、酱油、糖、醋也很少，越来越喜欢食物本身的原味。

第二，错过了孩子的味道敏感期。

孩子的味道敏感期是 6 个月~3 岁。

6 ~ 12 月龄这段时期是宝贝味蕾敏感期最重要的阶段，在这个敏感期内添加的辅食对孩子未来的食物选择有决定性意义。

有人总担心孩子牙还没有发育好，怕咬不动。实在没有必要，好的牙齿是磨炼出来的，是吃天然食物的结果，而吃各种甜食才真正损害嫩嫩的牙齿。要抓住味道敏感期，尝试各种蔬菜和水果及各种天然食物，如果这个阶段品尝的味道比较单一，他就会因为没有机会及时尝试天然食材而失去对蔬菜水果的兴趣，将来也会变得比较挑食、偏食。

大家可能觉得这个时候孩子咬不动，怎么能吃蔬菜呢？

第一种办法是把蔬菜切得碎一些拌到饭里，不放或者少放作料，让孩子品味天然食物的味道。

第二种办法是针对正在长牙需要磨牙阶段的孩子。可以将一小把绿叶菜用开水烫一下，拿出来放凉，然后让孩子自己拿着菜，自己品，就像是磨牙棒一样，比如芹菜秆、芥蓝都可以。胡萝卜、黄瓜切成厚厚的片，代替磨牙棒也非常好。

一般来讲，3岁以内孩子接触到的食物味道可以保留在基因里，保存一辈子。不管走到哪里，大家对自己小时候的食物是一点抵抗力都没有，而且一旦吃到会比其他食物吃得多。比如一个成年人不管走到哪里，都会怀念小时候妈妈做的饭菜的味道，其实妈妈做的饭菜未必好吃，但是已深深地扎根在血液中，令人永远难忘，所以在3岁以内让孩子喜欢上蔬菜、水果等天然食物非常重要。

第三，大人不让孩子体会饥饿感。

人为什么要吃东西？因为饿，不饿自然不想吃东西。大人总怕孩子饿，家里准备了孩子喜欢的各种小食品，孩子从幼儿园、学校回来，小食品拿在手上。到了该吃饭的时候，孩子当然不想吃正餐了。

有一次，一个奶奶带着瘦瘦小小的 5 岁孙子来找我，问："我家孙子不好好吃饭，怎么办？"

我回答她："让孩子饿着，不给他买任何小食品，吃饭的时候肯定吃得香。"

奶奶说："我们反复跟他说，这些小食品没营养，好好吃饭才能长高个子，他就是不听。"

我明白老人家的焦虑。但是我必须指出来，这不是孩子的问题，而是大人的错误：小食品是谁买的？是大人。

另外，饭前也不要给宝贝喝太多的牛奶和果汁，否则他不用吃饭就饱了，蔬菜自然也就更加不肯吃了。

湿疹可能是因为体内缺乏辅酶

有一个 5 岁的男孩，从 3 岁开始面部、前胸、颈部出现多处湿疹，抹过多种药，反反复复，一直不好，特别痒，孩子可受罪了。家里人急得团团转，带着他到处看，也没有什么好的办法。

孩子妈妈在我一次讲课的时候认识了我，抱着试试看的态度给我发微信，还把孩子满身湿疹的照片发给我。照片里的孩子脸上、颈部、前胸都是湿疹，看着真让人揪心。

孩子患上湿疹的主要原因有两大方面：一方面可能来自外界，比如皮肤接触了一些刺激物；另一方面可能来自自身。这个孩子是全家的宝贝，不太可能出现第一个因素。

如果刺激物来自自己身上，又有两种可能：

第一种可能是吃了一些有害物质，身体要把这些垃圾排出去。像一些孩子特别喜欢吃甜食等垃圾食品，吃得多了，皮肤会排出一些毒素，所以大家可以看到这样的孩子面部有大量的红色结节。因此我首先问孩子妈妈，是不是孩子吃了垃圾食品。孩子妈妈说："肯定没有，家里人很注意不给孩子买这样的食物。"

第二种可能是由于自身细胞新陈代谢的废物排出困难，也就是分解代谢过程中的酶活性比较低，造成代谢中的废物在体内堆积。

于是思路转变到了酶活性上。

酶的主体是蛋白质，辅酶是维生素和一些矿物质。

这样的话，我就需要仔细问问孩子的饮食。

他妈妈说："孩子吃什么食物都不多，但鸡蛋一天能吃 1 个，牛奶每天喝两次，不爱吃蔬菜和水果，而且容易上火。"

看来这个孩子蛋白质足够而辅酶不足，辅酶的成分主要是维生素和矿物质。

人体中的排毒器官：第一是肠道，第二是泌尿道，第三是皮肤。

为了增强他的排毒能力，我必须在这三个方面下功夫。于是我给孩子制订的营养方案是增加蔬菜、水果，起到通便的效果；补充一些儿童用的维生素 B 族，起到增加酶活性的作用，促进毒素排泄；同时多喝水，加快通过泌尿系统排毒。

两周之后，奇迹发生了，孩子的湿疹慢慢退去。一个月后，孩子妈妈发来一张照片，干干净净、漂漂亮亮的小男孩出现在眼前，孩子笑眯眯的，大概很久没有这么清爽了。

由于孩子的父母明白了问题的根源，在饮食上注意调理，从那以后，孩子再没有出现过湿疹。

水果：吃得实在太少了

2013 年，国际组织发布各国水果年人均消费指标：中国年人均 64 千克，日本年人均 54 千克，印度年人均 37 千克，巴西年人均 109 千克，俄罗斯年人均 71 千克，美国年人均 110 千克。

为什么我们没有美国人、俄罗斯人吃水果多？因为在吃水果的问题上全国差距太大，有很多人根本不吃，有条件的人和有健康观念的人要好一些。尤其是男同胞大多认为水果是零食，不爱吃，甚至我在出诊时还遇到过这种说法："水果不都是女人吃的吗？"

2002 年，中国营养学会有关中国膳食与健康的调查结果显示，中国城乡居民的膳食中，每人每天平均食用水果的数量是 45.7 克。2013 年，人均每天 175 克（年人均 64 千克），说明大家的生活水平提高了，水果的消费量在提升，但是这个量还是不能满足人体的需求。

《中国居民膳食指南（2016）》指出，每个健康的中国人应该保证每天摄入 200 ～ 350 克新鲜水果，而且强调果汁不能代替鲜果。

有一次，在一个医院里讲课，听课的不是护士就是医生，按理说保健意识应该很强，其实这是误区。大部分医务人员不懂营养学，因为医学教学没有这些内容，平时也没有这方面的培训，所以这次能听听营养课大家都很高兴。

讲课时，坐在前面的一位 40 多岁的女士吸引了我的眼球。她很瘦，皮肤黑黑的，衣服也比别人穿得多。

我在讲糖尿病患者应该怎样吃水果时，把话筒递给她，问道："你是怎样吃水果的？"

她非常小声地回答："基本不吃，觉得胃寒，不敢吃。"

我又问她："你牙龈出血吗？如果磕磕碰碰是否容易皮下青紫？"

这回她声音大了："对，对，这两种现象都很容易发生。"

于是，我对大家说："维生素 C 在胶原蛋白形成中会起到非常重要的作用。大家都知道胶原蛋白是用来连接、支撑、保护人体的，同时它还有一个重要功能，就是粘连细胞。如果血管的内皮细胞粘连不佳，血细胞就会渗漏到周围组织，这就是可怕的坏血病。以前的船员在船上可以吃各种肉罐头，但是由于吃不到新鲜水果和蔬菜会出现大量死亡的现象。这是因为维生素 C 是胶原蛋白的组成成分，而且人体不能合成，只能从食物中来。"

这位女士恍然大悟，连连点头，下课后又找到我问了很多问题，并一再保证从此要多吃水果。

可能有人会说：蔬菜里也有维生素 C，吃蔬菜就可以代替水果。但是大家要知道，中国人吃菜和欧美国家不同。中国人喜欢吃熟食，欧美国家的人喜欢吃生的蔬菜。维生素 C 怕热，生食能避免营养素在烹调中损失，最大限度发挥其营养作用，所以欧美国家的饮食习惯可以保证他们从蔬菜中获得维生素 C，而我们就需要水果来作补充。

每种水果都是营养宝藏

吃水果的益处有很多，不同的水果含有不同功效的营养素。

第一，维生素 C 含量丰富的水果。

如鲜枣、橘子、橙子、柠檬、杧果、猕猴桃、草莓等。维生素 C 具有增强人的免疫力、抗氧化、预防癌症和保护神经系统的作用，是人体必不可少的营养元素。

第二，含大量膳食纤维的水果。

如苹果、西柚、火龙果等水果中含有许多可溶性膳食纤维。奉劝大家，如果能吃水果皮的话尽量吃，水果皮是不可溶的膳食纤维，可溶与不可溶膳食纤维合起来是我们身体的宝贝。在精细食品满天下的今天，多吃膳食纤维可以帮助我们少生很多病。

膳食纤维可以帮助我们滋养肠道菌群，防止结肠息肉、结肠癌的发生。膳食纤维还可以帮助通便，从而预防和治疗便秘。由于膳食纤维与其他食物混合后，各种能量元素吸收速度减慢，因此可以降低餐后血糖值，同时达到减肥的效果。

第三，水果含的糖类(碳水化合物)主要是果糖，果糖的升糖指数很低。

如番石榴、木瓜、柚子、樱桃、苹果、梨等水果，糖尿病患者也可以食用。

升糖指数反映了这种食物升高血糖的速度和能力，如果 100 克葡萄糖升糖指数是 100 的话，大家猜猜，很甜很甜的果糖升糖指数是多少？ 100 克馒头的升糖指数是多少?

大家可能想不到，100 克馒头的升糖指数是 88，而果糖只有 23。所以水果类食物不太容易升血糖，而吃精米、精面升血糖反而很快。

第四，水果富含维生素和各种矿物质。

如香蕉、杧果、哈密瓜、草莓、橙子、苹果等都含有维生素 C、维生素 E、胡萝卜素、维生素 B 族、钾和镁。

维生素 C 和维生素 E 具有很好的抗氧化作用，大家千万别小看这个抗氧化功能。人在自然中生存，无时无刻不在被氧化。比如一个苹果被切开，果肉很快变成黄色，逐渐变成黑色，说明空气中有大量的自由基。紫外线也会氧化我们的皮肤，像西藏地区紫外线强烈，当地人皮肤普遍较黑，患眼部疾病的也比较多，因此咱们的常识是在紫外线强烈的地区要戴太阳镜，并且把皮肤覆盖住。

好在我们日常食物中有对抗自由基的抗氧化剂，食物中的维生素 A、C、E 是非常好的抗氧化剂，可以对冲掉身体内的自由基，让人体保持健康旺盛的状态，并且能防治动脉粥样硬化、大脑退化、关节炎等问题。

有一次在医院里讲课，有一位患高血压的医生希望我帮他调理一下。他

48 岁，不胖，但是比较黑。他经常打篮球，每周至少一次，不熬夜，不饮酒。他每天食用肉类 25 ～ 50 克，面食摄入较多，尤其喜欢吃面条，一周大约吃 5 个苹果，蔬菜每天 250 克左右。

我当时在想：他为什么脸色这么不好呢？他体内被氧化程度大于自身抗氧化能力，他虽然做不到每天都吃水果，但一周也能吃 5 个苹果。

于是我再问："你抽烟吗？你吃坚果吗？你吃动物肝脏吗？"

他回答："烟每天十根，坚果不吃，动物肝脏也多年不吃。"

这下我就明白了：吸烟造成体内自由基增多，正常人一天一个苹果，基本上能保证维生素C的需要，但对他来说显然是不够的，抽烟越多的人对维生素C的需求量越大。另外，肝脏里的维生素A、坚果里的维生素E与水果里的维生素C有协同作用，处于三足鼎立的联盟状态，缺少一个，整个抗氧化防线就会坍塌。

第五，水果中含有非常丰富的生物活性物质，如生物类黄酮、花青素、前花青素和有机酸等。

科学研究表明，经常吃水果可明显降低患肿瘤等慢性疾病的危险性，大量维生素可维持细胞的正常分化。

水果的正确"打开"方式

在中国居民的膳食中，水果一般是作为零食和甜品来吃的。很多人认为它是造成肥胖和糖尿病的祸首，敬而远之。这样的观念影响了人们对水果健康价值的正确认识，降低了人们摄取水果的积极性，导致膳食中的水果摄入量不够。

水果不是可有可无的零食，相反，它对我们的健康和疾病预防具有非常积极的作用。由于维生素 C 在体内代谢速度很快，因此最好"每天必吃"水果。

在《中国居民膳食指南（2016）》里有一个食物餐盘，里面有 4 种成分，意思是这 4 种成分在一餐当中都要吃，包括谷薯类、蔬菜类、鱼肉蛋豆类和水果类，也就是说水果要参与到正餐当中去。

如果有人喜欢把水果当零食也不是不可以，这个零食健康，总比吃面包、饼干，喝饮料要好得多。但是需要注意的是，一次不要吃太多，另外要适当减少正餐中粮食的摄入量。为什么呢？因为水果中的果糖也是碳水化合物，可以和米、面相互交换，比如 400 克苹果与 50 克米、面里的碳水化合物差不多，所以如果吃了两个中等大小的苹果（大约 400 克）就可以少吃 50 克米、面。

在中国人的膳食消费习惯中，喜欢饭后吃水果，水果当成饭后甜品。比如大家在外面聚餐，酒足饭饱之后服务员又端来一盘水果。偶然为之也就罢了，就怕是天天习惯于这样。

吃饱饭后再吃水果，会增加能量的额外摄入，增加肥胖的概率。另外，吃饱饭后胃被充满，肠道开始工作，此时再增加许多水果会加重胃的负担。

那正确的水果吃法是什么呢？

第一，水果可以在餐前吃（柿子不宜在餐前吃）。

这样用餐时不会很饿，但是要记住吃饭时应减少相应的主食。

　　第二，水果同正餐一起吃。

　　这样吃，水果代替部分主食是非常好的饮食方法。水果是低热量食物，其平均热量仅为同等重量米、面的 1/8 到 1/4。

　　既然水果如此健康，那它可以代替主食吗？现在很多年轻人崇尚减肥，一天吃 3 个苹果，或者完全就用各种水果代餐。

　　水果同正餐一起吃，代替主食是可以的，因为水果中的果糖也是碳水化合物，果糖在肠道吸收后到达肝脏可以被肝细胞利用转化为能量，过多的果糖会转化成葡萄糖。一般来讲，200 克苹果中的碳水化合物含量相当于 25 克米、面里的碳水化合物含量。

　　但是如果把水果代餐，也就是说吃了水果不吃其他食物，这是非常错误的。

　　记得我们曾经会诊过一位很瘦的患者，让我印象颇为深刻。

　　他是卖水果的，为了省钱，他不吃肉、蛋、奶，也很少吃其他食物，每天就把剩下卖不出去的水果当饭吃，虽然吃饱了，而且血糖和血压都正常，但是身体中蛋白质、脂肪、脂溶性维生素及一些矿物质极度缺乏。后来，他的心脏二尖瓣和三尖瓣都出现了问题，最终只能住院做手术换心脏瓣膜。

　　现在有许多女孩为了减肥，只吃水果、蔬菜，认为这样既能减肥又能美容，实际上由于饮食结构不合理，饮食中缺乏蛋白质、磷脂以及其他营养素，长此以往，会出现贫血、营养不良、全身无力、抵抗力下降、内分泌紊乱等症状。有的人脑子也越来越不好使，得了现在的时髦病——阿尔茨海默病。为什么？因为人的大脑里 70% 左右的物质是类脂，从食物中获取不到磷脂和胆固醇，脑子就空了，轻者记忆力下降，严重者出现痴呆。

没牙也能吃水果

记得有一次我在医院会诊，遇到一位 80 多岁的老先生。他因为骨折住院做手术，手术做得很成功，但是迟迟不能出院，为什么？因为伤口部位总在渗血，各种方式都尝试了，就是解决不了这个问题。

我看过之后，问主治医生："老先生和谁一起过？"

主治医生说："老伴去世了，他自己过。"

再仔细看了看老先生的口腔，基本上没牙，我明白了，于是直接问老先生："您平时吃水果吗？"

老先生有气无力地说："咬不动，每天就是吃面条和喝粥。"

这种情况在老年人中很常见。因为生活不方便或者咀嚼能力下降，老年人会远离水果，结果身体长期得不到维生素 C，造成胶原蛋白形成障碍，毛细血管渗出增加，平时表现为牙龈出血或者皮下出血，而手术后胶原组织形成不良，使得伤口很难愈合，并且出血不断。

于是我让患者的儿子给老先生打水果汁，现打现喝，同时增加蛋白质等营养素，很快老人伤口的渗血就止住了。

小孩子没长牙的时候该如何吃水果？做父母的都知道，榨成果汁或者做成水果泥。老年人也可以照此来做，只要你想吃水果就一定能想出办法：

第一，用勺子刮下水果泥吃。

第二，用料理机榨一些果汁喝。很多水果珍贵的营养都藏在果皮和果籽内，用料理机把整个水果连皮带籽一起搅碎，保留了水果所有的营养和纤维，要带着渣一起吃。现榨现吃是最好的。

我还经常教患者在自己打的水果汁中加入花生、核桃、芝麻、枸杞等食物。打汁时需要添加液体，哪种液体好呢？我的建议是牛奶或者酸奶，这样营养更丰富。

吸烟人群更离不开水果

我们都知道吸烟不好，长期吸烟会让肺部负担很重，大量毒素刺激肺组织造成炎症甚至形成肿瘤，同时烟里的有害物质还会增加动脉粥样硬化、冠心病、脑卒中的危险性。即便如此，每年我国吸烟的人还是在不断增多。

有些人总存在侥幸心理，看某某某吸烟，人家活到 90 多岁；某某某不吸烟，才活了 50 多岁。

首先，个案不代表全部，从统计学的角度上看，吸烟的人比不吸烟的人得病的概率要高很多。

其次，如果你仔细研究吸烟也还算长寿的人，他们一般都有一些其他好的习惯，比如不挑食，爱运动，心态好。这些人的饮食肯定是荤素搭配，而且很爱吃水果，富含维生素 C 的水果可以抵抗一部分烟毒造成的人体氧化反应。

有一次，几个朋友聊天，其中一位男士戒烟多次都没有成功，他自己辩解道："有些 80 多岁的人也吸烟，吸烟与是否长寿没有关系。"

我看着他那黑黑的面色，耐心地解释："吸烟的人总的来讲比不吸烟的人容易患病，但是有些人比较特殊。比如一个人喜欢吸烟，但是吃饭非常简单，还不吃水果，这种人可能 50 岁左右就出健康问题了。而另外一个人同样吸烟，但是他吃饭很全面，荤素搭配，每天吃很多水果，这样食物中的抗氧化成分较多，抵消了很多烟毒造成的伤害。并且他每天运动，不熬夜，乐观开朗，这样的人往往比较长寿。"

这个朋友点点头："我以前没太注意吃水果，家里的水果烂了我都不吃。看来从今天起要努力吃了。"

戒烟是第一选择，实在戒不掉，在饮食上该如何注意呢？

第一，多吃一些葡萄、橘子、橙子、柠檬、西红柿、梨等富含维生素 C 的水果。

第二，要多摄入维生素 A 和胡萝卜素，这类食物有保护支气管与肺组织的正常生长与分化的作用；维生素 B_2 能抵消烟中焦油一部分的毒性；维生素 B_{12} 能消除烟中一氧化碳与氧气争夺血红蛋白而导致的氧气输送障碍。

胡萝卜、柑橘等红色、黄色的蔬菜和水果含胡萝卜素较多，动物肝脏含维生素 A 较多，动物心脏、肾、香菇、新鲜蔬菜富含维生素 B_2，动物肝脏、肉类富含维生素 B_{12}。茶叶含多种抗氧化成分，建议吸烟的朋友可以多喝茶。

第三，多吃坚果，比如花生、瓜子、核桃、大杏仁等，这样可以获取一些维生素 E。

但是不管怎样，戒烟才是对身体最好的选择。

PART 05

病了怎样吃？知道这四点就够了

面对各种疾病，许多人都希望每种疾病各有一种配餐处方或者食谱，这样就可以一劳永逸。但是现实中，人有个体差异，疾病种类不同，健康状态也千差万别，食疗方案也要做到因人而异。

作为一名临床医生，26 年的神经内科临床经验和 10 年的临床营养科工作经验告诉我，要想快速找到营养治病的良方，找对组织很重要。人体组织的种类就四种，碰到一个病例，我们先要想什么组织出了问题，然后再去想这些组织需要的营养素，这样可以简化治病思路，使患者快速掌握自我食疗，缓解病情甚至达到治愈，而不是一味地借助药品，不管治的是标还是本。

什么是组织呢？组织的定义是指动物体中结构相同或相似的细胞集合在一起以执行特定功能的细胞群。

　　"结构相同或相似的细胞""执行特定功能"这两句非常关键，在后面的描述中，大家会不断地体会到这两句话的重要意义。

　　人体有四大组织，即上皮组织、结缔组织、肌肉组织和神经组织。

　　首先，我们来了解一下，这四大组织都分布在人体什么部位。

　　第一，上皮组织。

　　上皮组织覆盖在皮肤表面和管腔内面。

　　覆盖在人体表面：这句话很好理解，皮肤是鳞状上皮细胞组成的组织。

　　覆盖在人体的管腔内面：人体内存在着大大小小的管道。大家和我一起数数人体有多少管道，从上往下数：呼吸道（鼻腔、鼻窦、气管、支气管、肺泡）、消化道（口腔、食道、胃、小肠、大肠）、血管（动脉、静脉、毛细血管）、淋巴管、泌尿系统（肾脏、输尿管、膀胱、尿道）、生殖系统（男性和女性）、各种腺体（垂体、甲状腺、胰腺、肾上腺等），小的管道还有眼睛里的泪小管等。上皮组织就覆盖在这些管道里层，形成管道内部的表层，供食物、空气、血液和眼泪等物质像水流过水管一样通过各个管道，运行于全身。

　　所以，上皮组织整体来说就是一层从里到外的"外衣"，把人体器官很好地从环境中隔离出来，以免受微生物的干扰，维持自身内环境的稳定，并且肩负分泌和排泄的重任。

　　第二，结缔组织。

　　结缔组织几乎无处不在，它起到连接和支持作用。

　　如果说上皮是"外衣"，那么结缔组织就是钢筋水泥，搭建好硬实的框架使细胞互通有无。最坚实的框架莫过于骨头。稍富有弹性的框架是各种细丝状纤维，也就是美容养颜中常提到的弹力纤维。

结缔组织连接着各处，如肌腱连接着肌肉和骨骼。血液中的各种细胞、脂肪细胞等都属于结缔组织。

第三，肌肉组织。

包括心肌、骨骼肌和平滑肌。肌肉组织的特点是都具有收缩功能。

第四，神经组织。

一般人总以为神经组织就指大脑和脊髓，实际上神经组织遍布全身，我们的手指、牙齿、胃肠、肝脏等都有神经组织存在。神经组织中除了人体中枢大脑是司令外，外周的神经组织扮演的多是传话员的角色，起到信息传递的作用。

上皮组织：人体 80% 以上肿瘤的发生地

上皮组织简称上皮，由大量形态较规则、排列紧密的细胞组成。上皮细胞又分为单层扁平、单层立方、单层柱状、假复层纤毛柱状、复层上皮、基底细胞等，这些上皮细胞长相不同，功能各异，一旦功能受损，会导致各种不同的常见病。

如果说人体是一栋楼房的话，上皮就是楼房外贴的那层瓷砖，保护楼房免受雨水侵蚀，还给楼房以美感。最重要的是，这层瓷砖很智能，具有吸收和排泄的功能，会吸收营养、排泄废物。例如，做面膜利用的就是皮肤的吸收功能，排汗、排油是皮肤的排泄功能。

上皮组织面积很大，上皮细胞由胶原蛋白连接，排列得很致密，所以，如果人体内缺乏胶原蛋白，细胞之间的缝隙会加大，上皮细胞的保护功能就会减弱，管腔中的血液就会渗透出去，形成皮下出血。

由于位于各个器官组织的最表面，上皮细胞受到的不良刺激也就非常多。如果修复遇到阻碍，屏障的作用降低，人就容易生病，轻则表现为长期慢性炎症，重则会产生癌症。据统计，来自上皮细胞的肿瘤占了肿瘤总量的80% 以上，以至于现在把上皮细胞肿瘤直接称为"癌"。

下面，我们就根据上皮细胞的不同类型来讲一下几种常见疾病的致病原因和饮食调理方法。

冠心病大误区，95% 的人还在错下去

冠心病跟上皮细胞密切相关，而我们脑海里却没有这样的认识。

有科学家统计，人体内的动脉、静脉和毛细血管连起来，长度可达十多万千米，相当于沿着赤道绕了两圈。每个细胞都有生命周期，新细胞会不断代替旧细胞。而血管内皮的生命周期格外短，实验证明，只有 1 天左右。在 1 天的周期内，老的血管内皮细胞释放凋亡因子，告诉基底细胞要努力分裂以补充足量的内皮细胞，于是内皮及时得到补充，这样保证血管的内腔表面光滑。如果血管内腔表面出现缺损，很容易引发血小板的聚集，

形成血栓。

我们都知道，维持细胞生长需要原料，也就是营养素。那么，这些血管内皮细胞究竟喜欢什么样的营养素呢？

盖房子先打地基，细胞的"地基"就是前面已经提过多次的磷脂、蛋白质和胆固醇等为细胞提供结构成分的营养素，这些营养素从哪里来？

第一，直接从动物身上来，含有大量蛋白质、磷质和胆固醇的动物类食品，比如肉、蛋、奶、鱼是极好的来源。

第二，肝脏合成。肝脏平时把能量物质和蛋白质等营养素储存在肝组织中，通过整合、转化，合成对人体有用的蛋白质、磷质、胆固醇和甘油三酯，然后运出肝脏。尤其是晚上，肝脏里的酶非常活跃，在你睡觉的时候悄悄地为你的身体操心费力。

那么肝脏怎样把这些好的成分送到细胞里去呢？

通过极低密度脂蛋白运送。极低密度脂蛋白出了肝脏之后，大量的甘油三酯很快转移到皮下，剩下的成分叫作低密度脂蛋白。

你看，肝脏利用各种生化反应，来默默合成内皮细胞需要的营养素，然后借助"低密度脂蛋白"这个快递员将营养素快递给血管内皮细胞。

没有低密度脂蛋白每一天默默地"运送"，我们的血管内皮细胞仅仅靠吃动物类食物是不够的，恐怕早就干瘪皱缩，不成样子。血管腔自然也不会光滑，血栓会很快形成，轻则远端供血不足，重则血栓将血管完全堵死。

低密度脂蛋白其实并不是人们眼中的"坏孩子"，它的本质是"活雷锋"，很有奉献精神。它给内皮细胞提供磷脂、蛋白质、胆固醇和甘油三酯，多余的成分通过高密度脂蛋白再运回到肝脏，以节约资源。

但是好孩子有时也会做坏事。当低密度脂蛋白一旦被氧化，它的空间结构发生了变化，此时血液中的"清道夫"（单核细胞）发现了问题，会立即吞噬被氧化的低密度脂蛋白，然后变成了巨噬细胞，移动到内皮细胞下面，慢慢地分解，这就是咱们常说的动脉粥样硬化斑块。

过多的脂质斑块堆积，最后把血管堵塞。

低密度脂蛋白承担了多年的骂名，大家都认为冠心病就是它所导致的。殊不知，如果低密度脂蛋白不这样做，血管内皮早就损伤了。内皮下面的胶原纤维一旦暴露，内源性凝血系统就会被激活，可以快速地形成血栓。

如果我们明白了内皮细胞每天的需求，就会知道我们应该怎样吃饭了。

一方面，直接吃动物性食物，给内皮细胞送去结构营养素和能量。结构营养素是蛋白质、磷脂和胆固醇，能量营养素是甘油三酯和葡萄糖。毕竟血管内皮细胞数量多，凋亡速度快，重新复制细胞时间紧、任务重，我们对自己的身体马虎不得，要注意及时补充营养素。

另一方面，我们晚上要好好休息，让肝脏把空缺的部分工作配合完成。

在这里，有两个关键点大家要注意到：

一是保证内皮细胞单层扁平上皮的每日修复时的营养需求。

二是确保低密度脂蛋白这个"运输队长"不要被氧化。一旦被氧化，就如按动了动脉粥样硬化的旋钮，血管就像多米诺骨牌倒塌一样，引发出一连串的问题。

甲状腺结节该多吃碘还是少吃碘

人体中的腺体细胞都是单层立方上皮，长得像魔方一样，它们的主要功能是分泌和吸收。

如果因为营养素摄入不足（结构营养素和代谢用营养素），单层立方上皮细胞的形状会发生改变，同时功能也会大打折扣。

◆ 甲状腺结节产生的真实原因：甲状腺细胞亏空了

甲状腺是大家看得见、摸得着的组织。由于 B 超的普及，甲状腺结节的发现率明显增高，几毫米大小的结节都会被发现，使得甲状腺结节已经成为很常见的问题。

不过，甲状腺结节产生的真实原因你知道吗？

有些人认为是碘盐摄入过多导致了结节。大家非常迷惑：到底该多吃碘呢，还是少吃碘？我们现在每天都吃含碘盐，是量不够还是量超标了？

要弄懂这些，就要先搞清楚甲状腺的正常工作机理。

甲状腺激素是人体非常重要的激素之一，控制着人体的代谢水平，包括脑细胞的活跃程度、机体新陈代谢的速度。如果甲状腺激素多，会导致脑细胞兴奋性增加，出现失眠、心悸、肌肉抖动、兴奋出汗、消瘦等症状；如果甲状腺激素少，人则会出现精神不振、全身无力等表现。大家发现没有，一个是影响大脑的兴奋程度，另一个是影响人体的代谢速度。

对现代人来说，大脑工作的动力来自哪里？除了领导给的压力，还有自己甲状腺激素分泌的程度。我们消耗的甲状腺激素比历史上任何年代的人都多，一个甲状腺激素分泌不足的人，领导给多少压力都像是木棒打在棉花上。

甲状腺细胞围成一个又一个圈，圈里储存的是分泌好的甲状腺激素（T_3、T_4）。当人体需要甲状腺激素时，细胞把圈里的甲状腺素泵出去，通过血液，传送到全身各个地方。T_3 代表有活性的甲状腺激素，T_4 代表活性较低的甲状腺激素，是 T_3 的预备军，随时准备补充 T_3。T_3、T_4 随血液到达身体各处，给细胞传递一个重要的指令——"疯狂干活"，于是全身的细胞代谢旺盛起来了。

甲状腺细胞的日常工作是生产甲状腺激素，而制造甲状腺激素最基本的原料是碘和氨基酸。其中的碘我们每人每天的摄入量为成人 150 微克，孕妇 200 微克，哺乳期女性 200 微克。摄入的碘中有 1/3 进入甲状腺。而氨基酸主要由蛋白质提供，在人体内合成甲状腺球蛋白，和碘共同助力甲状腺激素的分泌。

然而，当饮食中的营养素不够的时候，甲状腺合成的 T_3、T_4 就会减少，司令官下丘脑立即感觉到 T_3、T_4 减少，会本能地怀疑甲状腺激素减少是因为甲状腺偷懒，于是循着"下丘脑—腺垂体—甲状腺轴"这个路径，发布命令给垂体。此时促甲状腺激素释放激素（TRH）增多，垂体这个小领导立即下达下一步指令，促甲状腺激素（TSH）也随之增多，这些命令就像一个小鞭子一样抽着甲状腺，让甲状腺努力干活，增加 T_3、T_4 的分泌量。

当增加量过多时，下丘脑也能马上收回指令，TRH 减少，TSH 也随之减少，于是 T_3、T_4 合成和分泌减少。

这样的循环每一天都在不断进行着。

要达到正常的平稳必须有相应的物质基础。

当一个人吃含碘的食物和蛋白质类食物不足时，甲状腺细胞合成 T_3、T_4 的原料减少，上级领导一道一道的命令下达，不仅促进甲状腺激素的合成，还会促进甲状腺细胞的恶性增生。此时做 B 超的话，会显示甲状腺多发结节，化验检查 T_3、T_4 正常，而 TSH 增加。

可能没有人告诉你这些，你并不知情，也不会怀疑自己的饮食出了问题，还会一如既往按照以前的饮食习惯吃。

长此以往，虽然甲状腺细胞一直努力开发潜力，可是巧妇难为无米之炊，营养素缺乏是硬伤，即使命令下达得再多，甲状腺也没有办法造出更多的激素，甲状腺激素的水平此时开始走低，但是促进甲状腺"增生"的命令还在下达，于是 B 超上所见的结节会更加严重。

这个过程就像是厂长下达了今年的生产任务，分配到每个车间主任身上，车间主任又把任务传达给车间的工人。虽然工人们都很想努力工作，完成生产任务，但是苦于没有原料，根本无法投入生产。生产任务没有完成，厂长和车间主任非常着急，他们并不知道是没有原料造成的，以为是工人偷懒怠工，因此招聘更多的工人，持续下达更多的生产任务和生产命令。工人人数多了，可是生产任务仍然无法完成，如此这般，形成恶性循环，最终这个车间成为拖累整个工厂的一个负担。

归根结底，甲状腺结节是身体长期缺乏蛋白质、碘等营养物质的结果。

可能是两者都缺乏，也有可能是缺乏其中之一。

因此，我们平时看到结节，不要先想着如何吃药、如何手术切除，要想想是不是营养素的缺乏导致的，缺了要补。

我有一位患者，是个大学生，常年不吃肉，饮食也很清淡，但是学习非常努力，每天还要跑 1000 米。

但是她不知道坚持这样的饮食习惯是不对的。她身体里的 T_3、T_4 逐年减少，最终被诊断为"甲状腺功能低下"，出现反应迟钝、脸部和眼睑轻度水肿、皮肤干燥、体温低等症状，学习成绩一落千丈。

她来到我的门诊，我把甲状腺结节形成和甲状腺功能低下的原因明明白白告诉了她，同时跟她说："你吃饭太简单了，除了粮食就是一些蔬菜。而甲状腺需要蛋白质和碘以及其他一些营养素，只有营养素够了，它们才能分泌足够的 T_3、T_4，甲状腺增生就能得到改善。调整好饮食方式，这个结节说解就解了。"

患者听后，高高兴兴地回去了，没多久病情就得到了好转，现在已经大学毕业，找到了一份满意的工作。

◆ 甲状腺结节别太指望碘盐，吃点海产品是正道

有的人可能会问，究竟怎样才能补碘，光吃碘盐就够吗？

其实不要太指望碘盐，多吃点海产品才是正道。

为什么要多吃海产品呢？这还要从几年前我的一个学员说起。

这位学员生活在海滨城市大连，我们是在一次讲课过程中认识的。当

时，临近午饭时间，她跑过来问我："夏老师，我超声检查有甲状腺结节。目前 T_3、T_4 正常，TSH 也正常，我去医院的内分泌科看了一下，医生说让我多吃海产品。"

考虑到甲状腺结节和碘的关系，以及沿海城市人们的饮食习惯，我首先问她："你爱吃海产品吗？"

她回答："不爱吃。我爱吃面食和蔬菜，基本上不吃鱼、蟹，海带和紫菜一年能吃几次，但我吃的盐是含碘的盐。"

已经出现结节还只靠吃碘盐来补充碘是远远不够的，这样继续下去，将来恐怕只能靠吃甲状腺素片来替代甲状腺功能了。

为什么这么说呢？

许多人觉得应对甲状腺结节问题，吃含碘盐就万事大吉了。而现实中，由于制盐、储存、运输、食物加工等过程非常复杂，碘的损耗很多。中国卫生部 2000 年发布了关于碘盐的规定，规定我国碘盐含碘浓度 (以碘离子计) 加工时为 50 毫克 / 千克，出厂时不低于 40 毫克 / 千克，销售时不低于 30 毫克 / 千克，到用户手上时不低于 20 毫克 / 千克，以保证不同年龄阶层达到国际推荐的平均每日碘的摄取量。

为什么出厂、销售和用户这三个阶段的含碘浓度不同呢？因为碘元素的化学性质非常活泼，很容易在风吹、日晒、潮湿、受热等外界因素的影响下而挥发。就算一个人一天吃 6 克含碘盐，可以摄入 120 微克碘，但是如果在烹饪当中损失一些，或者他没有每天吃到 6 克含碘盐，或者他拿到的盐已经存放了多年，又或者他吃的根本就不是加碘盐，那么中国营养学会要求的每天正常人碘的最基本摄入量 100 ~ 200 微克就不能实现。其实这个碘摄入量已经是最低标准了，美国 20 世纪 60 年代也是要求国民人均碘摄入量为 100 ~ 200 微克 / 天，到了 90 年代已经改成了 240 ~ 740 微克 / 天。

可见，仅仅靠吃碘盐来解决甲状腺结节是过于理想化了。所以，我们在缺碘时，最好多吃海产品来补充。

◆ 海边人为什么更容易出现甲状腺结节

你可能会说，多吃海产品，那沿海城市的人不就占尽地利了，他们天天吃海产品，肯定甲状腺没问题，但其实并不像大家想的那样。

一次，我在青岛和烟台讲课时，一个沿海城市的学员得了甲状腺结节，下课后跑来向我咨询饮食方面的注意事项。

我问她："你平时喜欢吃什么？"

"我爱吃面条，尤其是热汤面。"

"海产品呢，蛋白质方面？"

她回答："我基本上不吃肉，吃鱼的话一个月能吃一块吧，大概 100 克。"

"是海鱼还是河鱼？"

"不一定。"

"紫菜、海带、海白菜呢？"

她明确回答："从来不吃。"

所以缺不缺碘，跟地域的关系还真的不大，倒是跟个人的饮食习惯有很大关系。

在海边生活的人们祖祖辈辈都把海产品当作饮食中最常见、最重要的部分，甚至以此来充饥。以前的人们接触碘比较多，因此基因表达方面胃肠道吸收碘的能力比较低，以保证每天的碘吸收量限制在 100 ～ 200 微克，保护人体正常运转。

但是现在的人们吃米面、蔬菜和肉类的机会多，因为采购方便和物美价廉，慢慢地，沿海城市很多人的饮食习惯也倾向于内陆地区人们的饮食习惯。长此以往，人们忘记了老祖宗的生存法则，更不知道基因中还有老祖宗的基因表达。如果海边生活的人不注重碘的摄入，会比内陆人更容易出现甲状腺结节甚至甲状腺功能低下或者甲状腺癌。

有甲状腺结节的人一方面要自查一下自己吃含碘的食物是否充足；另一方面要注意补充肉、蛋、奶，通过正确饮食把甲状腺细胞需要的原料备齐，细胞才能以精确的程序完美分泌出甲状腺激素。

我们来看看常见含碘食物的含碘量各有多少，供大家在日常生活中参考使用。

表 6　常见含碘食物一览

食物 （100 克）	裙带菜 （干）	紫菜 （干）	海带 （鲜）	海虹	虾皮	虾米	小黄鱼	带鱼
含碘量 （微克）	15878	4323	923	346	264.5	82.5	5.8	5.5

注：相关数据均引自北京大学医学出版社 2009 年出版的《中国食物成分表》。

大家看到这张表是不是会说，哎呀，吃紫菜会不会引起甲亢呀，因为紫菜中的碘太多了。实际上不必这样担心，请注意，这里的 100 克紫菜是晒干的，在日常饮食中大家通常只会吃几片，而且也不可能每天都吃。如果是吃海带或者裙带菜，一定会先用水泡一泡，这样也会流失许多碘。

碘摄入量与甲状腺疾病的关系呈现一个"U"字形，即机体摄碘不足或者过量都将影响甲状腺功能，造成甲状腺的损伤，导致甲状腺疾病的发生。所以，我们要充分了解自己的病史、饮食习惯，判断到底是因为缺碘还是碘过量导致的结节，碘不够了多吃海产品来补充，碘过量了限制海产品的摄入，如此，才能保证甲状腺的健康。

◆ 有一种甲状腺结节叫"水土不服"

上面说的甲状腺结节多半是由于摄入的营养素不够，尤其是碘的缺乏所引起的。还有一种结节，是跟营养素摄入过多有关。

记得在 5 年前，我曾经诊断过一位患者，他 74 岁，平时居住在内蒙古，一年前突然患了甲亢。

我一开始问诊的时候，详细了解了他的饮食结构和生活习惯，但一直找不到他患甲亢的原因。

我心里困惑，但不想放弃，便又和他深入聊了聊。他无意中提及，去年夏天，他们当地的老干部处带着他们去青岛度假，在那里住了一个月，几乎天天都在吃海鲜。

我一下豁然开朗。

中国有句古话：一方水土养一方人。这位患者是内蒙古人，平时很少吃海鲜，胃肠道日常习惯的食物也不包括海鲜，所以对碘的吸收率极高，突然暴饮暴食，顿顿海鲜，摄碘过多才会引起甲亢。

我告诉他，只要他回到原来的生活环境，吃原来的饮食，甲亢也就不治而愈了。

他来找我的时候，已经吃上了甲亢药，听我这么一说，还有点半信半疑。我叮嘱他要注意观察自己的症状和 T_3、T_4 浓度，只要自我感觉正常，同时 T_3、T_4 也正常，就把药往下撤。患者回到内蒙古后，严格按照我的建议去做，很快就把治疗甲亢的药给停了，病也好了。

从这个病例可以看到，营养学方面的治疗往往从一个人的饮食、从疾病的本源去考虑问题，毕竟药食同源。

在我多年的门诊工作中，一直遵循着这样的流程：先调查，再说话。每个人的营养问题非常复杂，影响因素众多，比如人与人有体质上的差异，疾病随时间的变化而变化，不同时段会需要不同的营养素，一个人的生活环境、工作性质和生活习惯会影响这个人的疾病进程，不同人群祖辈的生活印记也会影响他的营养和健康。另外，地理位置的改变对人的健康也是有影响的，这主要是由于我们的基因和环境不适应，就是常说的"水土不服"。

所以，关于营养素怎么补充，绝对不是仅仅制定一个食谱那么简单。对于每一个症状都要多思考，医生要详细了解患者的生活习惯和生活轨迹，找出生病的原因，然后采取有针对性的、个体化强的、安全的指导方案，这样的方案才会科学有效。

胃炎到胃癌之路如何逆转

如果说腺体的立方上皮像魔方，那么柱状上皮（另外一种上皮细胞）就像高高的水杯，主要分布在胃、肠道、子宫腔内，具有强大的吸收和分泌功能。

正常情况下，上皮细胞会不断地老化和死亡，基底层细胞则会不断地分裂和补充。按理讲，细胞的损伤与修复应该是平衡的，但当修复的速度低于损伤的速度时，就会出现我们常见的消化道疾病。比如，常见的慢性萎缩性胃炎就是这样得的。

由于胃镜的普及，慢性萎缩性胃炎的诊断率持续升高。面对大夫的诊断，很多患者都非常苦恼，因为目前还没有哪种药能明确逆转慢性萎缩性胃炎，我们最常听到有关病理报告：胃黏膜细胞萎缩；出现了息肉；甚至出现肠上皮化生，这是将来会有癌变可能的信号。

听到这里，很多人的直观感受是：天哪，这该怎么办？

从萎缩性胃炎到胃癌，似乎我们只能看着病情往坏的方向发展，除了给点对症的药和定期做胃镜外无所适从。大夫们的建议大多局限于吃东西时要小心，不要吃太刺激的食物，不要吃太多油腻性食物等，除此之外，似乎无计可施。

我们真的无计可施吗？

◆ 肠胃功能差也可以获取足量营养

有一位患者，找到我的时候刚满 34 岁。她在 4 年前一次吃东西不慎，出现恶心呕吐，很长时间没有恢复胃功能，经常腹胀，没有食欲，稍微多吃一点儿上腹部就会不舒服，经常反酸、嗳气，于是每天都在喝粥，不敢吃任何油腻的食物。可是病情还是越来越糟，全身疲乏，睡眠不好，下肢无力，甚至出现了闭经。

胃镜检查除了发现胃黏膜萎缩外没有其他异常，因此诊断为萎缩性胃炎。她吃过一些中药，还吃了一些抑制胃酸的西药，但一直不见好转。

从哪里下手来逆转呢？

方法总比问题多，关键在于思路——启动人体与生俱来的修复机制。这位患者必须补充胃黏膜所需的营养素，全面并且足量，满足胃黏膜柱状上皮细胞结构和功能的需求。如果仅仅喝粥，碳水化合物最多只能提供能量，无法补充磷脂、蛋白质、胆固醇和维生素。

可是我也遇到了一个难题，患者的胃功能太弱，很多东西都消化不了。

于是，我开始按照自己常规的流程来处理这位患者的疾病治疗。

第一步，了解病史。

除了前面生活习惯和病史的了解，还需要一些化验和辅助检查。血常规结果显示她有轻度贫血，白细胞和血小板正常。生化显示白蛋白轻度降低，其余均正常。

第二步，调查她现在的饮食结构。

她每天喝两次粥，中午吃 1 两（50 克）主食，一周能够吃 50 ~ 100 克肉和 1 个鸡蛋，不喝牛奶和酸奶，因为喝牛奶胀肚，喝酸奶怕凉。鱼一周吃 1 ~ 2 次，每次吃 50 克。不吃内脏。蔬菜每天吃 100 ~ 150 克。不吃水果，因为吃了水果后胃不舒服。

第三步，设置营养目标。

计算该患者所需的总能量：身高 161 厘米，体重 39 千克，目前的 BMI=15，BMI 正常值为 18.5 ~ 23.9，所以，眼前这个患者属于低体重者。那么她的能量目标设为 35 千卡 × 标准体重，也就是说，她要摄入的总能量[1]是 35 ×（161 − 105）=1960 千卡。

碳水化合物：也就是咱们常说的主食，占总能量的 55%。1960×55%=1078 千卡，由于每克碳水化合物产生 4 千卡能量，因此 1078÷4=270 克。

蛋白质：我们前面提过，应该占总能量的 15%，也就是 1960×15%=294 千卡，每克蛋白质产生 4 千卡能量，因此 294÷4=73.5 克。平均每千克标准体重 1.3 克，但这是非病人的设定，患者设定目标值要比一般人多一些，这位患者我给了 1.5 克。（161 − 105）×1.5=84 克，其中一半应该是动物蛋白，因此每天应该摄入的动物蛋白是 42 克。

脂肪：总能量−碳水化合物的能量−蛋白质能量 = 脂肪能量，计算结果为 1960 − 1078 − 84×4=546 千卡，相当于占总能量的 27.8%。1 克脂肪产生 9 千卡能量，546÷9=60 克，也就是说，她每天应摄入脂肪 60 克。但是这位患者不能吃脂肪含量太高的食物，因为她目前的消化能力太差了。

[1] 理想的总能量 = 目标能量 × 标准体重，标准体重（千克）= 身高（厘米）−105。

维生素和矿物质：由于她长期每天仅吃 100 ～ 150 克蔬菜，不吃水果，不吃内脏，肉类也很少吃，因此水溶性维生素和脂溶性维生素均缺乏，矿物质也比较缺。

第四步，实施方法。

这位患者可以自己吃饭，有积极主动的意识，这是最重要的。

她还有一个特别好的地方，那就是她不拒绝鸡蛋和肉，这就好办了。

我们吃东西的目的是为了让身体获得营养素，她的营养目标和消化能力之间差距较大，胃肠道不争气，消化能力不够，那我们就要灵活变通，变换方法将营养素给够。

胃有两个功能，第一是容纳食物，第二是消化食物。容纳能力不够，那我们就把大目标分解为小目标，一天不吃三顿饭，改吃六顿饭；消化能力不够，我们就在加工食物上下功夫，把不好消化的食物变成好消化的食物，把每一碗饭都做得很精细。

可是我们怎样才能把每顿饭做精细，变得容易消化？这似乎是困扰很多人的一个难题，因为这么多年来，大家都已经习惯只熬粥了。

可就算是熬粥，小米粥里还可以加一些瘦肉和猪肝；就算是吃鸡蛋，也可以选择鸡蛋羹。这样不但营养密度增加了，同时也更利于消化吸收。

我们刚才设定的目标是 42 克动物蛋白，怎么才能保证足量摄取呢？

我让这位患者每天吃 100 克瘦肉，分成 4 次吃，一次只吃 25 克。瘦肉不一定是猪肉，可以是鸡、鸭、鱼肉。一周吃两次猪肝或者其他内脏。由于她喝牛奶胀肚，我让她喝酸奶，怕凉，就放在温水里温一温，或者在室温下放置几个小时之后再喝，每次 100 毫升，一天喝 4 次，这样从酸奶里又摄入了 12 克蛋白质。

还剩下 10 克蛋白质，由鸡蛋提供。她每天应该吃两个鸡蛋，可以一个做鸡蛋炒西红柿，另一个做鸡蛋羹。

平时还可以增加一些奶酪，这样蛋白质的摄入会更有保证。

至此，这位患者的蛋白质摄入目标已经完成，脂肪和糖类的摄入方法也都大同小异，倒是维生素要好好说说。面对一个能吃蔬菜，但是消化能力差的人，怎样吃才能让她获得充足的维生素呢？

其实也不难，多吃叶菜，少吃根茎类蔬菜。尽量把菜切得细一些，别喝汤，别吃咸菜。

还可以买一些营养品，比如维生素类营养补充剂或者全营养素类营养品等，定时补充，但还是要以食物为主。

一年后，这位患者再次来到医院时，身体已经完全恢复，胃黏膜萎缩消失，月经也正常了。她的体重增长到了 49 千克，比一年前增长了 10 千克。

你看，人体的自愈能力其实很强，只要你给对了食物，并长期坚持下去，一定会有意想不到的结果让你惊喜。

◆ **浅表性胃炎的诱因：趁热吃**

另外还有一种常见疾病，就是浅表性胃炎。

当一个人吃很烫的食物，比如面条，如果不慎倒在了手上，会立即把手抽回，大喊："好烫！把手都烫红了！"

可是吃饭的时候，好多人生怕凉了，非得烫着吃。咱们中国有一句老话叫作"趁热吃"，可这么热的面条、粥，或者热茶对于食道的鳞状上皮细胞和胃的柱状上皮细胞来说却是个灾难，一下子就能把食道和胃的表皮烫红或者烫出泡来。

但由于内脏神经传导不像皮肤那样敏感，人们吃了烫的食物不会觉得烫得很难受，甚至有些人会觉得很舒服。

长期食用滚烫过热的食物，会多次烫伤食道和胃，胃镜下显示黏膜表面发红、充血，甚至有出血、渗出，这样的情况会被诊断为浅表性胃炎。

细胞损伤后需要自我修复，修复的原料还是我们常常提到的那些：磷脂、蛋白质和胆固醇。但是如果这个人吃得比较素，细胞缺乏修复原料，那么浅表性胃炎将长期不愈。

胃黏膜的修复需要两个条件：一个是稳定的环境，另一个是修复的原料，也就是营养素。如果黏膜不断被烫伤、出血，环境不稳定；同时胃的主人又没有及时补充修复的原料，尤其是维生素 A，DNA 的片段就会慢慢出现残缺，从而不断复制错误的细胞。错误的细胞越堆越多，也就形成我们在临床上常说的"化生"，化生进一步发展，就成为肿瘤。

所以，我们要好好善待自己的组织细胞，不要伤害它们，不要吃过热的食物，不要喝许多酒，辣的、咸的甚至浓茶都要慎重食用，不要饿着自己的胃，也别撑着它，要随时为它们补充所需的营养。只有这样，才能完成它们正常的更迭代谢。

为什么有些人吸烟却没有呼吸道疾病

接下来我们要说的是假复层纤毛柱状上皮。复层你可以理解成小二层，假复层就是假的小二层，也就是说这类细胞长得很高，但不是小二层，其实就一层细胞。

这类细胞主要长在跟呼吸有关的地方，比如鼻、喉、气管及支气管等处。为什么长在这些地方呢？其实跟它的功能有关，这种长长的还带有纤毛的细胞，很像我们日常用的扫把，长在这些部位是为了把空气中的灰尘扫出去。

夜间人在睡眠时，呼吸道的上皮细胞一直在做分泌、黏附、排出的工作。当排到气管上部时，人会不由自主咳嗽一下，于是黏液、灰尘、异物和脱落的上皮细胞等混合成痰就被咳了出来，这样才能保证呼吸道的湿润和干净。

所以咳嗽、咳痰是好事，是在排出毒素和脏东西，让呼吸道保持清洁。

有些人有一个不好的习惯，会伤害这种上皮细胞，这个习惯就是吸烟。香烟中的烟尘、尼古丁会让这些上皮细胞的纤毛消失，于是病原菌会更轻易进入到气管和肺，引起气管炎或者肺炎；同时，香烟还会使气管中的平滑肌收缩，增加呼吸阻力，于是我们会觉得喘憋，气不够用。

既然香烟这么伤气管和肺，我们很多人都生活在有烟的空间，无论是一手烟还是二手烟，可是，为什么有一部分人并没有患呼吸系统的疾病，而另一些人却患上了严重的呼吸系统疾病呢？

这其实跟我们上皮细胞的更新速度和更新能力有关。正常情况下，呼吸道的假复层纤毛柱状上皮细胞的生命期是 18 ~ 24 小时，也就是说每隔 18 ~ 24 小时就更新一次。而之所以会患上疾病，是因为纤毛柱状上皮的新生速度赶不上它被破坏的速度。刺激越多，黏膜损伤越多，修复速度也需要随之加快。

如果想要上皮细胞修复完好，唯一能做的就是给它补充足量的养料。那么，假复层纤毛柱状上皮需要什么样的养料呢？

想必你已经想到了，就是细胞的结构物质，如磷脂、蛋白质和胆固醇。但只有这些，还远远不够，因为对这种上皮细胞来说，它还需要一种重要的营养素，这个营养素就是维生素 A，它对呼吸道黏膜的修复非常重要，常常存在于胡萝卜、绿叶蔬菜、动物肝脏以及蛋黄中。

但是纵使知道这些，也还有很多患者仅仅把它当作养生知识，而没有当成是一种治病方式。

有一次，一个呼吸道反复感染的年轻人找到我，向我咨询，让我明确告诉他该吃什么药。这个年轻人又黑又瘦，皮肤干燥，一进诊室就带来了一股浓浓的烟味。由于全家人都吃素，他从小就没养成吃肉的习惯。由于长期生病，他吃了各种各样的抗生素。

我给他详细地讲了一遍营养和疾病的关系：药物是治标不治本的，要想从根本上把问题解决，必须吃磷脂、蛋白质、胆固醇和各种营养素，因为你的症状是你的细胞在向你求援。其实所有的症状都是细胞不舒服发出来的信号，需要好好听明白这些症状，因为症状是会"说话"的，症状是细胞的表达方式之一。

我们每一天吃的食物不仅是让我们有饱腹感和享受感，更深层的意义在于修复我们的身体。人之所以能够活着，是因为细胞在不断地自我修复。只要修复速度大于损伤速度，只要你提供的修复原料符合基因编码要求，你就一定是健康的。

所以，为了呼吸道纤毛细胞的完好，为了不得气管炎、肺炎，为了跟得上细胞更新的速率，你一定要开始摄食肉、蛋、奶。肝脏里含有维生素 A，可以一块儿补充。不要一味地依赖药物，加上饮食的改善，才能标本兼治。

说到这儿，我真心希望广大读者朋友树立一个观念：药食同源。食物也是治病的重要方式，不要一味地追求药物的疗效快，不要完全依赖药物。

所有上皮组织类疾病的克星——维生素 A

要想维护好上皮组织，就要懂得上皮组织是怎么修复的，它需要的营养物质是什么。

每一个上皮细胞都要更新，血管内皮细胞的更新速度是 24 小时，肾小管上皮细胞的更新速度是 17 小时，呼吸道上皮细胞的更新速度是 18 ~ 24 小时，胃黏膜的更新速度是 3 ~ 5 天，子宫内膜的更新速度是 1 个月。

它们究竟是怎样更新的？

它们更新的方式为"从下到上"，也就是说通过底层的基膜不断分裂，不断向上迁移来补充上皮组织。同时，基膜还起到了连接和支持的作用，整个基膜相当于一个底盘，用来固定上皮细胞。所以，别小看这一层基膜，没了它，我们就没了上皮组织。

除了固定和细胞分裂，基膜还具有半透膜性，也就是说，它底下有毛细血管，上面的上皮细胞需要的营养素来源于毛细血管，半透膜性就意味着营养素能很好地渗透过基膜，保证上皮细胞的营养素充足。

那么对上皮细胞来说，除了为细胞提供结构物质的蛋白质、脂类、胆固醇等营养素，最需要的就是维生素 A。前面我们只是稍稍提了一下，这里会详细讲讲维生素 A。

维生素 A 能维持上皮细胞的正常生长与分化，防止呼吸道、消化道、泌尿道、肠道的上皮细胞功能减退，抑制上皮细胞肿瘤的发生。如果维生素 A 摄入不足，就会使上皮细胞分化不良，细胞再生的速度受阻。

我们每一天应该摄取维生素 A 的量，女性是 700 微克，男性是 800 微克。

中国营养普查发现中国人维生素 A 普遍缺乏，千万不要以为吃了胡萝卜了就可以了，没有油脂做媒介还是不行。

经济发达的美国也容易缺乏维生素 A。他们吃油脂很多，但是很少吃肝脏和蔬菜，因此仍然好发上皮组织类疾病。

我曾经有一个学员，她告诉我她有夜盲症，晚上都不敢开车。她非常瘦，皮肤干燥，没有弹性。

我讲课之后，她告诉我回去一定要好好吃肉和肝脏。

半年后我再见到她，发现她比半年前漂亮了许多，简直是个大美女，气色好、皮肤有弹性、身材匀称，与过去的样子判若两人。

她自己也说晚上可以看得清楚了，晚上开车也没有问题了。

大家看，面对疾病和亚健康，饮食调理的意义在于，当生活方式存在方向上的偏颇，找到关键问题并及时调整，就可以一点点改善不适，调整到正轨。

细胞修复的钥匙、人体自愈的密码不就藏在我们的一餐一饭中吗？

结缔组织：不只和美容相关

结缔组织就像是一张大网一样，铺天盖地地将人体连接起来，分布广泛，形态多样。也就是说，它既可以表现为有点固体性质的纤维（如肌腱、韧带、筋膜等）和骨骼（包括软骨）等，也可以表现为有点流体性质的血液或者疏松点的脂肪和网状组织。不管是固体还是液体，它们都起到连接、运输、营养、支撑的作用。

别看这张大网织得这么复杂，大网的终极秘密就是结缔组织的共有特点，均由细胞、基质、纤维这三大部分组成。

下面，我们来聊一下关于结缔组织类问题的一些认识误区。

吃胶原蛋白能变美是个陷阱

我们都知道，结缔组织中的纤维一共分为三种：网状纤维、弹力纤维和胶原纤维。

网状纤维：主要分布在基膜和毛细血管处。

弹力纤维：主要分布在弹力比较大的地方，比如肺、大动脉、韧带、皮肤及耳部软骨等。

剩下一个重头戏，就是获得无数女性青睐的一种纤维——胶原纤维。

胶原纤维：由于其主要成分是蛋白质，因此生活中，我们把胶原纤维亲切地称为胶原蛋白。这种蛋白质在人体中广泛存在，占人体中蛋白质总量的1/3。不管是在细胞之间、皮下组织、肌腱还是骨骼等处，均能见到它的身影。

胶原蛋白的特点是韧性大，抗拉力强，但弹性差，肌腱和腱膜中的蛋白质就是这类蛋白质。而弹性的好坏和弹性蛋白有关，而不是胶原蛋白。所以，看到胶原蛋白就想到"弹"的，多半是跟着广告形成了思维定式，皮肤好不一定代表弹，也有可能代表有韧性、饱满。

在所有组织中，骨骼和皮肤中的胶原蛋白最多。正常情况下，骨骼中含有80％的胶原蛋白，胶原蛋白在骨骼中的结构呈网络状，将钙、磷、矿物质等成分黏着后构成骨骼。胶原蛋白还是关节中软骨组织的主要成分，负责构造软骨组织的框架并将其定型。

皮肤中70％是胶原蛋白，它决定肌肤的柔润饱满程度。而弹力蛋白在皮肤中仅含5％，却决定我们皮肤的弹性，它相当于无数条橡皮筋，支撑起肌肤组织的弹性纤维网。

大家知道皮肤上的胶原蛋白和弹力蛋白是从哪里来的吗？

有一次，我在课上问这个问题，有的学员说："做美容，有一种面膜就叫作胶原蛋白面膜。"

还有的学员说:"吃猪蹄、猪皮,还有牛蹄筋。"

我摸了摸自己的脸,说:"我平时很少做面膜,也很少吃猪蹄筋、猪皮,可是皮肤还是比较有弹性,请问这里的弹性是哪里来的?"

学员们羡慕地看着我,终于意识到健康饮食与皮肤状况好坏有关了。

人的胖瘦、疾病与吃有关,皮肤好坏也与吃有关。做美容可以做到表面光鲜,但是做美容做不出一个良好的气色,要想皮肤好,最好的方法是内养外护。

如果我们每天吃猪皮、牛蹄筋、鱼皮,甚至直接买胶原蛋白粉吃,会怎么样?现在许多女性都相信吃什么补什么,一听说某种食物含胶原蛋白多就立即兴奋不已,不管不顾地吃起来,并且花许多钱买胶原蛋白粉吃,或者买胶原蛋白面膜天天往脸上贴,但效果并不好。

大家一定要听我慢慢说。

第一,我们身上的胶原蛋白是食物转化的。

通常,人体摄入的蛋白质在消化道里分解为氨基酸,之后入血,成为成纤维细胞的原料。成纤维细胞夹杂在结缔组织中,它利用这些氨基酸,不断地生产出胶原蛋白,在这个过程中需要维生素C的参与。

第二,胶原蛋白的氨基酸以非必需氨基酸为主。

人体需要多种氨基酸,其中8种必需氨基酸都是从食物中摄取的,主要来自肉、蛋、奶、鱼。我们把肉、蛋、奶、鱼称作优质蛋白质,原因是优质蛋白质中必需氨基酸的比例与人体需要的比例接近,这样不会有过多的没有用上的氨基酸从肾脏排出。换句话说，过多的非必需氨基酸摄入会加重肾脏的负担。

剩下的非必需氨基酸，一部分来自食物（比如我们大家饮食中的植物性食物），另一部分由必需氨基酸转化而来。转化多少？怎么转化？这些我们不用知道，因为这一切是由基因调控的，根据人体需要自动确定转化率和利用率。一般来讲，我们在饮食摄入时必需氨基酸和非必需氨基酸的最佳比例为 1∶1。

胶原蛋白中氨基酸种类很多，但是氨基酸之间的比例差异非常悬殊，有的很少，甘氨酸、脯氨酸、赖氨酸和羟脯氨酸很多，而这四种中只有赖氨酸是必需氨基酸。也就是说，只有这一种氨基酸必须从食物中获取，其他的都可以通过转化获得。

食物中的蛋白质在肠道中分解为氨基酸，然后进入门静脉，再进入肝脏，肝脏把对自己有用的氨基酸留下，剩下的氨基酸进入血液中供身体中各种细胞摄取。我们把血液中的氨基酸叫作氨基酸池，每一类细胞从这个池子里摄取的氨基酸种类和量都不太一样。皮肤中的氨基酸也是从这个池子里摄取的。只要这个氨基酸池子内容丰富，量足够，人体的各个组织细胞都能获得满足。如果氨基酸不够呢？人体有个避轻就重原则，注意，不是避重就轻。

人体中最重要的器官是哪个？心脏、大脑、肺、肝，最不重要的组织是皮肤、毛发，于是，避轻就重的结果是把最不重要的细胞组织给牺牲掉。所以如果一个人蛋白质缺乏，首先表现出来的是皮肤粗糙、没有弹性，毛发干枯易断，指甲薄而且软。

本来面部皮肤这个窗口可以让医生发现许多问题，而且是疾病早期就能看出问题，中医和西医看病的时候都是把"望"放在首位，所以我们总是劝病人看病时不要化妆。

然而，很多人为了表面上的美丽费尽心思，做面膜已经成为常态，而各种含胶原蛋白的面膜更是抢手货。因为皮肤表面的蛋白主要是胶原蛋白，所以缺什么补什么，的确收到了一定的效果。

大家在获得漂亮的同时有什么不好的感觉没有？

窗口被堵上了。

我们被表面的美好蒙住了双眼，无法从面部皮肤这个窗口看到里面的健康状态。我看病的时候经常让患者把袖子、裤腿撩起来，就是为了看到皮肤的真实面目。

第三，胶原蛋白的吸收利用率极低。

胶原蛋白如果作为单独的食物进入消化道后分解吸收，氨基酸将被拆分，进入血液，其蛋白质利用率极低，仅有2.5%。原因就是胶原蛋白虽然是身体中的一部分，但是如果作为食物来供应人的身体整体利用，其比例与机体需要相去甚远。

所以肾脏功能不好的人千万不要去吃胶原蛋白。

第四，优质蛋白质是胶原蛋白的合成原料。

优质蛋白质可以提供必需氨基酸，是体内各种蛋白质的基本原料，当然也包括胶原蛋白的合成，因此如果长期缺乏优质蛋白质会造成胶原蛋白合成障碍。这也是一些吃得很素的人很容易出现关节痛、下肢肿、牙周炎等症状的原因。

所以，千万不要只把胶原蛋白当作好的营养成分，如果想提高蛋白质的利用率，还是要与其他蛋白质类食物一起吃，才会有效。

食补胶原蛋白，别忘了维生素 C

胶原蛋白合成过程中除了需要氨基酸之外，还需要一个重要的合成原料——维生素 C。它在胶原组织形成过程中主要起到稳定胶原蛋白的作用。

维生素 C 又被称为抗坏血酸，它是维生素家族中第一个被人类发现的。

2000 多年前，古罗马帝国的军队渡过突尼斯海峡，远征非洲。士兵们长途跋涉，吃不到水果和蔬菜，大批大批地病倒。15—16 世纪，欧洲远洋商船、军舰上的海员们由于长期吃不上水果，也纷纷倒下，大批船员死亡。当时人们患病的主要症状为脸色黧黑、牙龈出血、皮下瘀血、两腿肿胀、关节疼痛、双脚麻木不能行走，给人的整体印象类似于七窍流血，几乎能出血的地方都出了，因此医生将此病命名为"坏血病"，很多人都因此丧生。

18 世纪中叶，坏血病的灾难更加疯狂地席卷整个欧洲大陆，英、法等国航海业因此处于瘫痪状态。

直到 18 世纪末，一个叫伦达的英国医生发现，给病情严重的患者每天吃一个柠檬，这些人竟像吃了"仙丹"一样迅速好转，半个月全都恢复了健康。

1924 年，英国科学家齐佛从柠檬汁中提取到一种白色晶体，即维生素

C，人们终于知道了维生素 C 是治疗坏血病的功臣，因此维生素 C 有了另一个名字——抗坏血酸。

如果一个人仅吃蛋白质类食物，不吃水果、蔬菜，或者蔬菜在加工过程中熬煮的时间过长，维生素 C 遭到破坏，就会影响胶原蛋白的合成。当胶原蛋白不足时，毛细血管内皮细胞裂隙增大，血细胞经这些裂隙渗出明显增加。毛细血管的脆性也会增加，就会出现皮下出血，牙龈肿胀与出血，牙齿松动、脱落，骨骼发育不良等症状。

一些糖尿病患者正是由于听信一些不科学的传言，不敢吃水果，结果吃一点儿阿司匹林就出现出血征象，被认为是阿司匹林不耐受，实际上很有可能是缺乏生命的基本元素——维生素 C。

关节痛、头晕、心悸等连锁反应与蛋白质缺乏有关

讲完纤维，我们再讲讲结缔组织中的基质。

基质是无定形的胶体样物质，它的主要成分是蛋白多糖的和糖蛋白，都是由蛋白质和糖类转化而来的。

蛋白多糖 = 蛋白质 + 多糖，蛋白质从哪里来，我们前面已经讲过了，那多糖呢？多糖从碳水化合物中来，也就是从我们平常吃的米、面等主食中来。

讲课的时候，我经常会问大家一个问题：我们会缺碳水化合物吗？

大家都会很清楚地回答："应该不缺，因为中国人的饮食习惯是每一顿都要吃主食。"

再问："主食中的碳水化合物是怎么变成结缔组织中的多糖呢？"

学员们都摇摇头。

"其实在碳水化合物转变为多糖的过程中需要许多酶，而酶的成分是蛋白质、维生素和矿物质，我们只要在饮食中注意补充这些营养素就可以了。"

再问："当一个人关节疼时，往往是蛋白质和多糖的比例发生了问题，或者是胶原蛋白的合成发生了障碍。请问是蛋白质缺乏还是糖缺乏？"

学员们非常痛快地回答："蛋白质缺乏。"

是的，蛋白质非常容易缺乏，因为蛋白质不能储存，而糖可以以脂肪的形式储存。另外每一顿饭我们几乎都要吃主食，却不一定吃蛋白质。

这样一梳理，基质中容易缺乏的营养素来源是不是清楚多了？

有位女患者，63 岁，多年糖尿病史，因为膝关节痛造成行走困难前来就诊。风湿科大夫非常仔细地给她开了许多化验检查，结果显示没有风湿，于是给了一些止痛药。

因为她近来还经常心悸，于是又转到心内科，心内科大夫给她做了心电图和超声心动图，心电图正常，超声心动图显示有二尖瓣和主动脉瓣轻度狭窄。

因为她经常头晕，所以又转到神经内科。我看到这个患者，仔细问她在什么情况下头晕，她十分明确地说："在行走时头晕，头重脚轻。"

我让她把裤腿提起来，用手指在她的胫骨前面摁了几下，凹陷非常明显。

我问她："你平时怎么吃饭的？"

患者说："我有糖尿病，不敢吃肉，鸡蛋一周吃两个，不喜欢喝牛奶。"

果然是低蛋白饮食造成体内的蛋白质缺乏，引起关节痛、心悸、头晕等一系列症状。

这个患者在我再三解释之下，终于回家吃肉、蛋、奶了。现在有时来门诊开点药，她每一次都高高兴兴地来，精神抖擞，胸脯挺得高高的，她说好多年没有这么舒服了。

结缔组织分布广，细胞种类多，纤维的种类也多，基质方面的问题也很复杂，我们只要知道结缔组织是由细胞、基质和纤维这三个部分组成就可以了，至于这些成分之间的比例、名称、作用、分布点就不需要全面掌握了。

我们需要记住以下几点。

第一，细胞是由什么营养成分组成的？

前面多次提到过——磷脂、蛋白质和胆固醇。

第二，纤维分为三种，都是以蛋白质为其主要成分，只是氨基酸排列方式和比例不同，起到的作用不同。

第三，基质包括了多种成分，主要成分是蛋白质 + 多糖。

比例也好，作用也好，分布也好，这些事都是基因编排好的，我们服从大自然的安排就可以了，关键在于你摄入的营养成分和基因对应上了吗？对应上了，自然也就健康了。

肌肉组织：肠胃、心脏等器官动力不足都可以由此入手

肌肉，不仅代表着健美，还代表着力量。常见的肌肉被分成骨骼肌、平滑肌和心肌。

骨骼肌很好理解，主要指四肢的肌肉。

平滑肌主要分布在胃肠道，这类肌肉多不受自主意识的控制，有自己的收缩节律。也就是说，胃肠道蠕动多少次你无法控制。平滑肌在各种管道的中间层，前面介绍上皮细胞时讲了人体中所有的管道，凡是有管道的地方就会有平滑肌，比如消化道、呼吸道、生殖道等。

心肌，不用多说，大家也知道，就在心脏。

便秘很可能因为身体缺肉

了解了肌肉组织分布的特点，我们就能猜到，如果这些肌肉发生营养不良，就会在以上所说的那些身体部位出现问题，比如骨骼肌收缩无力会表现出肌肉无力，平滑肌收缩无力会表现出胃肠道动力不足，心肌收缩无力会产生扩张性心肌病等问题。

我的一个朋友跑来问我："我妈妈吃了许多益生菌和膳食纤维，怎么大便还是困难？"

在了解了她母亲的饮食后，我说："因为你妈妈吃动物蛋白太少，平滑肌无力。"

她说："是的，我妈妈不爱吃肉，很少吃鸡蛋。大便不通畅也和蛋白质有关系？"

我问她："平滑肌是什么变的？"

这可把我的这位朋友问着了，虽然她学了点营养学，但是没有学过解剖、生理、生化等医学知识。

我告诉她："第一，平滑肌首先是细胞，细胞的主要成分是磷脂、蛋白质和胆固醇，另外还有许多矿物质，比如钙、镁、钾、钠。第二，平滑肌之所以能收缩，是因为含有可以滑动的肌球蛋白和肌动蛋白。如果不摄入蛋白质，这两种收缩用的蛋白结构会发育不良。"

这位朋友如梦初醒："原来吃和症状之间关系这么密切，真有意思。"

为了让大家更好理解，我把这三种肌肉组织共性的部分拿出来讲一讲。只要理解共性的部分，注意补充相关营养，那么肌肉就会苗壮成长，一些常见疾病也会离你远去。

腿抽筋、痛经、高血压的食疗密码：钙

那么，心肌、骨骼肌和平滑肌这三大肌肉组织的共性到底是什么呢？

第一，都具有细胞结构，因此都需要基本的营养物质——磷脂、蛋白质和胆固醇。

第二，都具有收缩功能，在肌肉收缩的过程中需要钙离子进入细胞内，所以，不要忘了补钙。

第三，都具有兴奋性，神经传导支配其兴奋功能，只是有的归随意神经

系统支配，有的归自主神经支配。

这三点中，第二点里的钙离子非常值得好好说说。

我们常常说要"补钙"，可究竟为什么要补钙？

对肌肉组织来说，钙有一个举足轻重的作用，就是将神经信号与肌肉收缩耦联起来，这是大脑能控制你手或脚运动的基础。

我们把钙离子叫作兴奋—收缩耦联因子。正常情况下，神经细胞发生电活动后，打开钙通道，让钙离子进来，这是钙的第一个作用——叫醒下面的乙酰胆碱。

乙酰胆碱是能够让肌肉细胞兴奋的化学物质，有了它，神经传递的电信号才能转为使肌肉收缩的化学信号。

据估计，神经细胞每释放一个量子的乙酰胆碱，需要 1 ~ 4 个钙离子。如果没有钙，电信号是电信号，化学信号是化学信号，两者没有关系，命令无法下达。

被唤醒的乙酰胆碱与肌细胞膜上的受体结合，又诱导肌浆网内的钙离子大量进入细胞质，使得细胞质内突然变成高钙的环境，这是钙的第二个作用，就是与肌钙蛋白结合，促进肌肉收缩。

由此，你可以发现，要完成一个收缩的动作，需要钙的支持，同样，如果钙不能及时地撤走，肌肉将一直收缩下去。

所以，当一个人出现小腿肌肉痉挛时，一定要马上意识到可能是因为缺钙，而且此刻很有可能全身的平滑肌也都处于缺钙的状态，也会痉挛，有可能同时出现呼吸道痉挛（哮喘）、血管痉挛（血压高）、子宫痉挛（痛经）、膀胱痉挛（尿频）。因此一个痛经的人，要知道自己很有可能该补钙了；一个高血压的人，也应该知道补钙可以降低血管平滑肌的收缩，从而对降血压有帮助。

我在临床上每次遇到高血压的患者总要问一句："你喝牛奶或者酸奶吗？"

十有八九回答是："我基本上不喝，我最喜欢喝粥、吃咸菜。"

往往我再补充一句："你还爱吃面条。"

病人乐了："是这样，真准。"

治疗时，我一方面会告诉他们吃咸菜和面条会造成盐摄入过多，另一方面要求患者一定要喝牛奶或者酸奶，一天要喝 500 毫升，比一般人要多一些，这样才能把以前亏欠的养分补回来。

当然，说到肌肉组织，就一定不能少了蛋白质。许多健身的人都在努力补充动物蛋白，这个方向是对的，因为运动时所需要的蛋白质很多，肌细胞的细胞膜也好，细胞里的肌球蛋白、肌动蛋白也好，都需要从食物的优质蛋白质获得氨基酸。

另外，铁离子在肌肉中起到了传递氧的功能，铁不足，自然氧不足，氧不足，葡萄糖在线粒体里氧化产生的能量就会少。因此，营养师总是不厌其烦地跟大家说，不要偏食，红肉要吃，猪肝也要吃。

神经组织：最容易被饿着的指挥系统

神经组织是四种组织中最复杂的一类。大脑、脊髓中有人体主要的神经组织，四肢、内脏、血管周边等全身各处都布满了神经纤维，像网络一样把人的各个部位连接在一起。

神经细胞主要包括神经元和神经胶质细胞，神经细胞的特点是具有传导性。

如果你不清楚神经元细胞长什么样子，大可以把神经元看作是一棵长势旺盛的树，树干代表神经元的轴突，起物质运输和向外传出信息的作用；树枝和树叶则代表神经元的树突，起物质交换和接收信息的作用，这样接收信息和传出信息的结构基本完成。

但是，信息要在许多神经细胞之间进行传递，神经细胞之间怎样传递信息呢？靠突触，就是两个神经元细胞之间的接触点，它们之间不是像我们互相握手那样连在一起的，而是有缝隙的，这个缝隙叫作突触间隙。突触前膜是上一个神经元的，突触后膜是下一个神经元的。前膜里吐出神经递质（化学物质），后膜接收到这种化学物质，于是后面的神经元立即兴奋起来，把信息继续传下去。

很多神经元绑在一起传递信息，比如我们有时候不小心把胳臂肘磕了一下，会有一种手麻感，像过电一样，这是尺神经被撞击所致，而尺神经里有N多个神经元，你磕的地方是一组神经的树干（轴突）。轴突外面围了一层外衣，很像树皮，叫作髓鞘，起绝缘作用，类似于电线外围的绝缘层一样，避免电信号的相互干扰。

我有一个朋友得了带状疱疹，在腰部，巨疼，两个月了，还在疼。她打电话向我咨询，我首先对她前一两年的饮食做了调查，结果发现她吃得非常素。

她很不解："吃素现在不是很时尚吗？现在不是都提倡清淡饮食吗？"

我笑了："人是杂食动物，不是食草动物，清淡不等于吃素。你吃得太素，造成你身体抵抗力下降，因此出现带状疱疹。带状疱疹是周围神经损伤引起的，一般来讲病毒感染一周基本上应该过去了，你现在都两个月还在疼痛，说明神经细胞轴突外面的髓鞘损伤一直没有修复好，神经总在短路，当然很疼。"

她的声音变得大了起来："啊，原来是这样！怪不得吃了半天药都不管用，原来是短路了，那怎么能把短路的问题解决呢？"

我回答："很简单，多吃动物类食物，比如肉、蛋、奶、鱼，另外吃些动物内脏。"

她听了我的话，马上行动，每天吃两个鸡蛋，还去超市买肝脏来吃，很快腰部疼痛消失了。

聪明都是吃出来的

大脑里的神经细胞有 800 亿～1000 亿个神经元，神经元细胞相互联系非常复杂，人工智能只能模仿部分脑功能。

我在神经内科工作了 26 年，后来做神经 + 营养的工作，有一个很深刻的体会是物质决定精神，完好的精神活动一定是在大脑所需物质奠基完整的平台上进行。而一个人吃的食物里缺乏养脑的营养素，大脑的思维就会出现问题，要么痴呆、精神分裂，要么抑郁、焦虑，最轻的是失眠。

前面讲了神经元和突触。

神经元细胞的主要成分就是蛋白质、磷质和胆固醇，尤其大脑中磷脂含量更高，几乎占到了成分的一半。许多微量营养素对大脑都是宝贝，比如锌、碘、维生素 B_1、维生素 B_{12}。

那么突触中当作信使的化学物质是什么？我们把这类化学物质叫作神经递质。不同的神经递质代表着不同的信息，有悲伤的，有欢快的，有帮助记忆的，有告诉你赶紧睡觉的。递质不同，神经细胞传出的信息不同。

虽然神经种类很多，但大多数神经递质需要的营养素都是蛋白质类。

有个高二学生，本来学习成绩很好，但是近一两年来感到学习越来越费力。他很努力学习，不玩手机和电脑，但是脑子好像锈住了，空的，经常失眠，有时很烦，对一点点刺激反应就非常强烈，事后自己也知道刚才的反应比较过分，但就是控制不住。有时候实在太烦了，为了不影响他人，他就跑到外面乱走，或者在外面乱吼几声，这些行为把全家人都吓坏了。家长带着他到处看病，做了许多次头颅核磁和 CT，结果都是正常的，没有人能说出是什么病。当然上课是上不下去了，他只好休学在家。

当我见到他时，看到的是一个瘦瘦黑黑的小伙子，不太高，很懂礼貌，沟通也算顺畅。仔细问了半天，发现他没有焦虑抑郁，也没有精神分裂，只不过是脑子反应速度减慢。

什么原因呢?

这孩子高中之后住校,是个很好的学校。但是,从小这孩子只会学习,从来没有关注过怎样做饭和该吃什么,妈妈做好饭,他张口吃饭就是。由于不懂营养的重要性,上高中之后自然会选择又好吃、又便宜、又方便的食物来吃。

大家想想有哪些好吃、便宜且方便的食物?方便面、面条、面包、小食品,还有馒头、烙饼,等等。

这个孩子家住河南,河南人饮食习惯中肉类食物不多,所以他从小就不喜欢吃肉,当然更不会喝牛奶,鸡蛋一周能吃 2 ～ 3 个。他喜欢吃米面类食物,还有蔬菜,偶尔也吃吃超市的小食品。

长期缺乏营养会影响脑功能,所以高二的时候他的学习开始越来越吃力。

我告诉他:"神经细胞最喜欢动物类食物、坚果类食物和蔬菜水果,你吃的都是粮食,而且是精面做的,是空能量,你必须吃鸡蛋、肉类、鱼类、蔬菜和水果。"

他很听话,把三餐当作治病,半年后告诉我他已经能够坐下来看书,睡眠也好了很多。一年后,他已经完全恢复正常,回学校复课,准备高考。

抑郁其实是大脑营养不良

相信大家对抑郁症多多少少都有些了解,这种精神状态跟一种神经递质

5－羟色胺的缺乏有很大关系，那么5－羟色胺是干什么的呢？

5－羟色胺也称血清素，在认知功能方面扮演着重要角色，如大脑记忆和情绪等，因此缺乏这种递质时会患上抑郁症。

5－羟色胺是一种单胺类神经递质，由色氨酸转化生成。

胺类化学物质与氮元素有关，人体中只有蛋白质含氮元素。所以说到底，胺与蛋白质有关。那么色氨酸是什么？它首先是必需氨基酸，也就是只有吃进去的食物里才有。那么什么样的食物里含有色氨酸呢？含量最多的是动物类食物，另外豆类里有一些，尽管某些水果里有色氨酸，但量不多，而蔬菜和米面中色氨酸几乎为零。

研究表明，参与合成5－羟色胺的营养素包括色氨酸、ω-3脂肪酸、镁和锌。ω-3脂肪酸藏在深海鱼类食物中。镁在粗粮、绿叶蔬菜和海产品中都有，含量最高的是牡蛎，其次是动物内脏。所以，我们必须吃一些动物类食物，四条腿、两条腿、没有腿的都要吃，内脏也要每周吃一些，这样才能从根本上缓解抑郁症状。

以前我在门诊看到抑郁症的人只用抗抑郁药，自从2004年我学习营养学之后，就开始给患者增加了饮食指导。我发现增加了营养方面的辅导以后，患者一方面身体状态越来越好，另一方面抗抑郁药能够很快撤下来，并且不容易复发。

周围神经炎是神经系统丢卒保帅的结果

髓鞘是神经细胞轴突的外衣绝缘层。有了髓鞘，轴突上传递的电信号才不至于串线，才能精准定位。凡是具有髓鞘的神经纤维，称为有髓神经纤维，传导速度特别快，而且定位准。例如，手被针扎了一下，你立即感觉到手疼，并且能精准地定位是哪个手的哪个部位被针扎了。

你肯定会问了，那有没有无髓神经纤维？

确实，在神经系统中，还存在一类没有髓鞘包裹的神经。这类神经元的轴突由于没有髓鞘，所以传导速度会减慢，定位也常常不准。比如，我们都有肚子疼的时候，但我们很难去精准定位到底是肚子的哪个点疼，只能说肚子的某个部位痛，所以，无髓神经纤维传导速度慢而且不够精准。

髓鞘这层绝缘层，在神经系统中是由神经胶质细胞和雪旺细胞承担的。如能弄明白负责髓鞘功能的细胞所需的营养素，就能找到正确的补充方法。

我曾遇到过一位 65 岁的女患者。她经常出现双手指尖麻木，早上尤其明显。她很担心，害怕是脑血栓。

以前她有糖尿病，一直用药控制，血糖控制得基本还不错。查体时，我发现患者记忆力不好，听力不好，一个问题要反复说好几遍。我们神经科医生查体是用叩诊锤敲击肢体的肌腱，看反射好不好。这个患者检查结果是四肢腱反射完全消失，针刺患者的手，发现还算比较敏感。

最终她被诊断为"周围神经炎"，这是糖尿病的并发症之一。

我给患者安排了头颅核磁检查，目的是查看一下记忆力下降的原因。

一周之后，她带来了核磁片子，结果没有看到脑血栓，却是明显的白质脱髓鞘。

什么是白质脱髓鞘呢？

大脑的主要成分是磷脂、蛋白质和胆固醇，髓鞘里蛋白质较多，呈白色，被称作白质。

白质脱髓鞘，指大脑里白质集中的部位萎缩了，这个部位是胶质细胞形成髓鞘的部位，也就是说胶质细胞数量少了或者萎缩了。由于髓鞘发生了质量的改变，自然导致神经传导速度发生变化，临床表现就是这个人记忆力下降，反应速度减慢。

周围神经的髓鞘也受到了影响，所以出现了手指尖麻木、肌腱反射消失的现象。

为什么眼前这个人会出现白质脱髓鞘以及周围神经炎的症状呢？

我问了一下她的饮食。这个患者平时特别爱吃米面；瘦肉一天 25 克，鸡蛋一周吃 1 个，鱼大概两周吃一次，也就吃带鱼段这么一小块儿，肥肉不吃，内脏不吃，牛奶不喝；一周吃 1 ~ 2 次豆腐，一次能吃 50 克；蔬菜每天能吃半斤左右，水果不吃；坚果一天吃 1 ~ 2 次，约 25 克。

很明显，饮食太偏了，以主食为中心而忽略了细胞真正需要的营养。瘦肉一天 25 克，一周才吃一个鸡蛋，鱼吃得也不多，这样的蛋白质摄入量怎么能够修复身体？

身体是很聪明的，"丢卒保帅"是它的本能。对单个神经元细胞来说，大树的树枝和树叶是细胞的最重要部分，而树干延伸出去的神经末梢是远端部分。当细胞里的营养成分不足时，细胞只能下狠心牺牲掉远端，保证中心细胞的存活，也就是让大树的树枝和树叶存活。而牺牲了远端的树根，此时在患者身上就会表现为肢体发麻和反应迟钝。

无独有偶，另一个神经脱髓鞘的病历也让我记忆犹新。

那年我家装修，有个工人小伙子，20多岁，很瘦，得了一个很痛苦的疾病——三叉神经痛，常常面部剧烈疼痛，像被刀割一样，痛不欲生。

我之前在神经内科工作了26年，对这种病太熟悉了，看他面色愁苦，一直在坚持工作，便主动跟他聊了几句。

我问他在吃什么药，他说在吃卡马西平。

这个药我很熟悉，作用机理是抑制神经元细胞异常放电。药物治标不治本，我更想探明究竟，因为对三叉神经痛来讲，主要原因是神经髓鞘的损伤造成神经传导的短路，搞清楚为什么髓鞘损伤最为重要。

髓鞘的成分是磷脂、蛋白质和胆固醇，这个小伙子很有可能是饮食中缺乏这些成分。

果不其然，小伙子说："我不喜欢吃肉，很少吃鸡蛋，我喜欢吃面食和蔬菜。"

我耐心地开导他："你如果想治好你的病，必须把神经髓鞘需要的成分补上。你干的是力气活，消耗量大，不仅消耗大量的碳水化合物，也需要很多蛋白质和脂肪。"

小伙子有些畏难情绪："您的主意很好，但是我吃不下去肉，鸡蛋还可以。"

我问他："你能吃内脏吗？肝脏、肾脏里也有很多磷脂、蛋白质和胆固醇。"

小伙子笑了："这些行，我喜欢吃内脏。鸡蛋以后我多吃点。"

看完上面两个例子，大家是不是也有点启发，出现神经系统的疾病，要换个思维，先想想是不是在日常饮食中缺少神经细胞需要的营养素了？

那么，神经细胞到底需要什么样的营养素？

第一，中枢神经系统需要持续稳定的葡萄糖供应，原因是大脑里没有糖原，也不会直接转化来利用脂肪生成能量。

第二，与其他细胞需求一样，神经细胞除需要组成结构的磷脂、蛋白质和胆固醇之外，还需要维生素和矿物质。

第三，神经细胞还需要一些特殊的成分，如卵磷脂、胆碱、维生素 B_1、维生素 B_6、维生素 B_{12}、维生素 E、锌和不饱和脂肪酸等。

什么样的食物中卵磷脂多？鸡蛋、肝脏和大豆。

什么样的食物中胆碱多？肝脏、蛋黄，其次是红肉、奶制品。

什么样的食物中维生素 B_{12} 多？在人类的饮食中，维生素 B_{12} 的主要来源是动物类食物，而植物类食物基本上都不含维生素 B_{12}。

什么样的食物中维生素 E 多？芝麻、核桃仁、花生米、瓜子、瘦肉、乳类、动物肝、蛋黄和黄绿色蔬菜。

什么样的食物中不饱和脂肪酸多？植物油、深海鱼和坚果。

大家是不是发现神经细胞所需的重要营养成分主要在这几类食物中：蛋类、肉类、肝脏、坚果、植物油类、深海鱼及黄绿色蔬菜，这几类食物是大脑最重要的营养源。

后记

回顾前面的内容，大家只须记得，七大营养素组成了细胞，并且是细胞代谢的基本底物，吃东西不仅是为了让我们有饱腹感，更重要的是为了让我们活下来，不但要活下来，还要活得更好。

大家看过此书后，可以逆转思路，对身体不适不要只想着治标，多从治本上想想。遇到疾病，先从自己的饮食习惯上反思，先从营养素这个角度找找原因、想想办法，有了这样的思维方法，对于疾病的痊愈一定会非常有助力。

人体极其复杂，如果能把人体代谢的问题简单化，把复杂的人体简化为四种组织，尽管不完美，但却不失为一种解决问题的思路。

希望我们每个人都可以将疾病与营养素相联系思考问题，找到疾病的解决方法，谨以此书来帮助大家"吃对饭，少生病"。

针对更多具体疾病的平衡膳食法则我将会在第二本书中予以详述。

谨以此书献给热爱生命，愿意从源头上守护健康的人们。

图书在版编目(CIP)数据

你是你吃出来的 / 夏萌著. —— 南昌：江西科学技术出版社，2017.9（2025.1重印）

ISBN 978-7-5390-6045-3

Ⅰ．①你… Ⅱ．①夏… Ⅲ．①临床营养 Ⅳ．①R459.3

中国版本图书馆CIP数据核字(2017)第197528号

国际互联网(Internet) 地址：http：//www.jxkjcbs.com

选题序号：ZK2017131

你是你吃出来的
NI SHI NI CHI CHULAI DE

夏萌 著

出版发行	江西科学技术出版社	
社　　址	南昌市蓼洲街 2 号附 1 号	
经　　销	各地新华书店	
印　　刷	嘉业印刷（天津）有限公司	
开　　本	700mm×980mm 1/16	
印　　张	19.5	
版　　次	2017 年 9 月第 1 版　2025 年 1 月第 32 次印刷	
字　　数	210 千字	
书　　号	ISBN 978-7-5390-6045-3	
定　　价	49.80 元